**Surgeon
Activity Book For Adults**

Copyright © KreatiV BRActivity Publisher

Word Search

Puzzle #1

:::WORD SEARCH:::

A	J	U	G	U	L	A	R	V	E	I	N	S	D	O
Q	S	W	O	Y	Q	I	V	A	X	E	K	Q	D	Y
A	Z	I	O	S	P	Z	V	Y	L	M	D	S	H	I
B	R	R	T	O	T	G	N	H	W	U	Q	W	E	Y
R	E	T	Q	I	C	E	W	O	X	J	G	H	H	F
Y	Q	A	E	O	N	A	O	N	B	H	A	E	S	Z
A	H	T	I	R	C	O	V	P	R	L	D	H	R	B
R	H	L	S	E	I	U	D	P	O	Q	E	H	I
J	D	B	O	U	Q	O	R	N	K	R	N	I	J	J
Y	I	W	C	I	I	P	V	W	E	F	O	R	T	Y
P	M	A	L	C	Y	L	L	E	K	T	M	S	V	B
D	N	Q	Z	T	L	I	A	L	N	V	A	Y	I	F
L	T	G	K	L	B	S	U	B	M	O	R	H	T	S
C	B	J	W	I	M	Y	R	M	U	T	U	C	W	G
F	V	J	E	Y	M	O	T	S	O	R	T	S	A	G

ADENOMA JUGULAR VEINS TENDONITIS
ARTERIOVENOUS KELLY CLAMP THROMBUS
FORTY OSTEOPOROSIS
GASTROSTOMY REGULAR

Puzzle #2
:::WORD SEARCH:::

L	T	R	Z	S	M	B	I	E	T	J	L	M	U	N
S	V	S	E	E	I	J	Q	C	S	X	K	S	B	K
J	P	A	D	R	E	S	S	I	N	G	Z	Q	O	U
W	G	I	L	V	R	D	E	Z	D	X	Q	T	L	T
P	Y	C	N	V	B	J	N	D	O	P	P	L	E	R
K	X	O	B	A	U	U	K	A	O	J	Y	M	L	W
A	B	N	Y	T	L	L	R	W	J	R	E	S	I	F
S	R	C	T	C	K	F	O	S	N	P	H	B	Q	W
C	F	U	B	G	V	R	U	T	I	R	A	T	E	U
Y	K	S	Z	J	G	D	D	S	O	T	T	R	R	S
A	I	S	E	G	L	A	N	A	I	M	I	Z	T	A
H	A	I	O	X	B	E	P	W	I	O	Y	S	D	B
Y	M	O	T	C	E	N	E	L	P	S	N	J	Y	L
M	Q	N	I	H	S	Y	Q	Z	R	A	I	V	O	L
Y	G	P	A	H	R	R	O	I	N	R	E	H	X	E

ANALGESIA   DOPPLER   SPLENECTOMY
ARTHRODESIS   DRESSING   VALVULOTOMY
BURSITIS   HERNIORRHAPGY
CONCUSSION   SPINAL FUSION

Puzzle #3

:::WORD SEARCH:::

M	J	J	K	V	T	U	R	L	W	F	P	B	O	H
C	G	N	E	T	H	R	B	P	Y	C	N	W	B	Z
R	A	D	I	O	L	O	G	I	S	T	X	D	N	A
H	B	R	Z	G	Q	Z	D	W	R	N	W	I	L	W
Z	Y	L	O	L	L	X	O	R	Y	V	O	I	J	P
S	Y	M	O	T	C	E	I	N	A	R	C	C	A	L
B	H	D	Q	B	I	S	I	B	S	R	W	O	Y	N
L	C	Q	K	N	N	D	R	K	D	Y	M	T	F	W
A	S	T	L	J	N	O	S	S	M	M	Q	M	Z	A
D	T	Z	U	G	H	T	N	I	R	Y	B	A	L	X
E	S	A	F	O	N	X	T	G	N	U	H	I	R	P
Y	T	X	X	Z	G	N	I	T	T	U	C	Y	G	W
J	J	X	T	I	B	B	N	D	I	R	S	H	E	I
S	Z	O	J	L	A	S	B	N	I	R	F	I	T	H
H	Y	H	P	A	H	R	R	O	R	U	E	N	A	V

ATAXIA   CSF   MRA
BLADE   CUTTING   NEURORRHAPHY
CAROTID SINUS   GOUT   RADIOLOGIST
CRANIECTOMY   LABYRINTH

Puzzle #4

:::WORD SEARCH:::

```
C M A J A Z C F Z A L V O N P
Z I R X R K B D V N W L P V N
X K T X T A W V L L B X M F E
M B H E H N P T H P Z E O O U
Y C R K R P V N H B V K K A M
R X I A O U R L E M C K W S O
I Q T Z S O I L H A D H B T N
N X I V C I C D I G G C V R E
G A S L O L Q K I R P G H O C
E M V X P E T K Y T B K F C T
C C F B Y W V N O D N E T Y O
T G B D O L X O D S G A W T M
O T O S B M W A Y W G A R E Y
M G L O M E C T O M Y O V F A
Y F B Y M O T O N I M A R O F
```

ANTIDIURETIC   ASTROCYTE   PNEUMONECTOMY
APNEA   FORAMINOTOMY   TENDON
ARTHRITIS   GLOMECTOMY   WEBRIL
ARTHROSCOPY   MYRINGECTOMY

Puzzle #5

:::WORD SEARCH:::

```
Y S H Y M O T C E G Y C C O C
O O K N F H Z S W U C Q G R N
A J A Y T S A L P O I N A R C
L H M I T T R S M F X W L Q M
C V L Y S R A L U G E R A J M
W S M A E E C F P G P T C V K
D W H O Z N H X U E T S T Z W
U I K T I W N T S R D C O C I
A P F O S Y O L S D O B R S Q
T N E M E D I R B E D K R Z F
O A W Y H D D T C N N B H E O
U W A M X V X Y H W T A E W O
L Q N E P H R O P E X Y A O L
Q G T Y M O T O G N I R Y M P
C N E U R O P A T H Y V G P Q
```

ANESTHESIA
ARACHNOID
COCCYGECTOMY
CRANIOPLASTY

DEBRIDEMENT
GALACTORRHEA
MYRINGOTOMY
NEPHROPEXY

NEUROPATHY
OTOMY
REGULAR

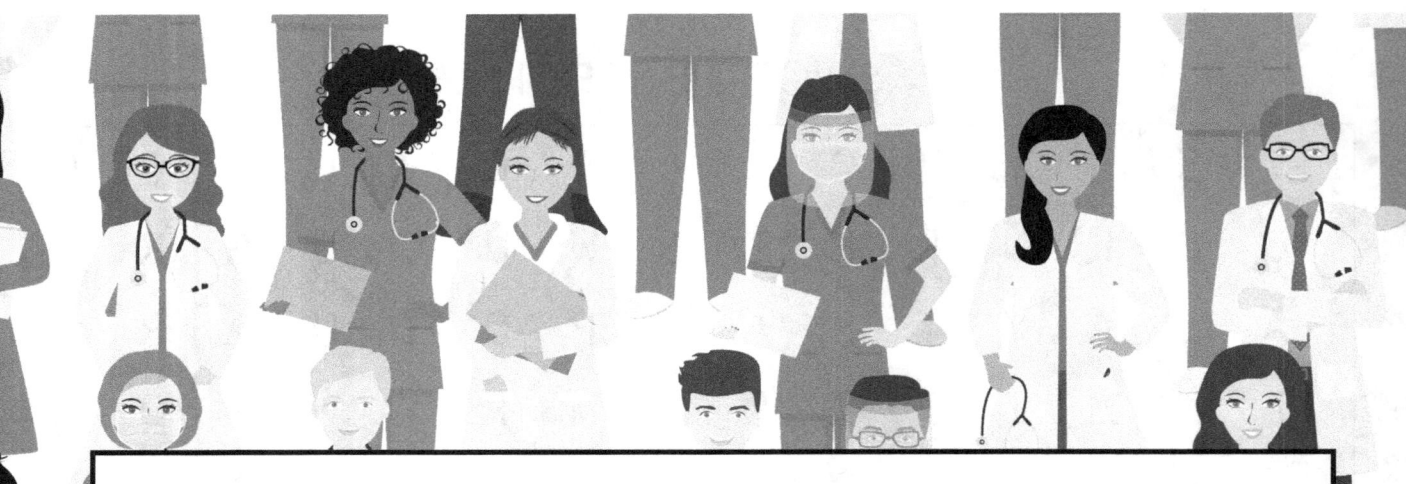

FUNNY QUOTE TIME

I'M SORRY TO BE THE ONE TO HAVE TO TELL YOU THIS. YOU HAVE ONE OF THE MOST SEVERE CASES OF TERMINAL STUPIDITY I HAVE EVER DIAGNOSED. THERE IS NO CURE

NOW BACK TO THE ACTIVITY

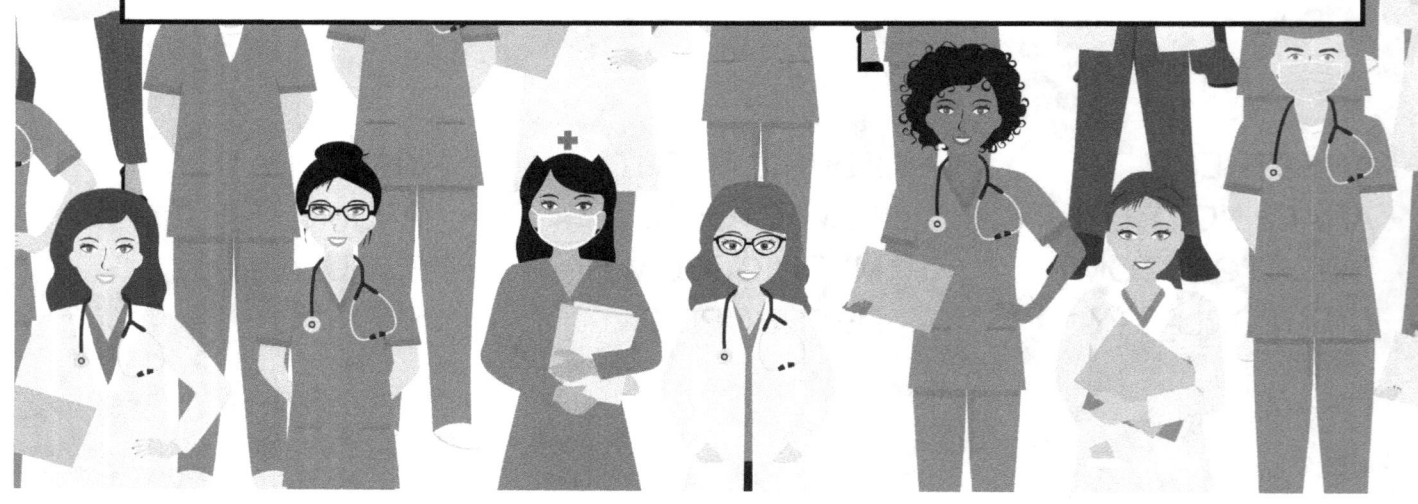

Puzzle #6

:::WORD SEARCH:::

```
L U A I S O N G A M Z X O O X
M A S T E C T O M Y F A C Z A
Y P M P K S N D M W M O R A I
R M M I G M U V M B J R N S N
O Y O Y N N W I Y Z D V V P F
R N M T P O N P D Q U X B O L
G G Y O C A T S C A N C P N A
Y X Q C T E K O H R R T X D M
G I O C H S D W M Q W Q Y Y M
F H B E N E O N Y Y N X U L A
I G P O L Y C R E E H Z V O T
L L O B V Q U T T P T C Z S I
M N T P A Q E I O N P E X I O
K Y V Q I S X K E M A A E S N
A O S Y R I N G O M Y E L I A
```

AGNOSIA
ANTROSTOMY
APPENDECTOMY
CAT SCAN

INFLAMMATION
LAMINOTOMY
MASTECTOMY
ONYCHECTOMY

RADIUS
SPONDYLOSIS
SYRINGOMYELIA

Puzzle #7

:::WORD SEARCH:::

M	E	F	C	D	B	S	G	Q	U	C	Z	R	A	P
J	L	C	R	S	G	U	M	X	Q	V	H	T	M	G
H	A	E	A	O	W	U	P	H	F	F	S	W	T	G
X	Y	A	N	U	N	S	L	X	D	Y	T	R	E	Z
W	O	M	I	N	X	T	U	K	J	R	R	Z	N	S
D	H	I	O	D	U	J	B	R	G	R	A	I	D	R
E	N	M	T	T	S	T	I	A	E	Z	I	S	O	Z
P	V	F	O	Y	O	X	L	A	C	M	N	Z	N	F
G	C	Z	M	T	M	E	Y	A	Y	K	U	G	I	R
E	O	J	Y	M	K	O	T	Z	P	M	G	H	T	S
L	R	X	C	N	E	R	T	S	K	R	K	S	I	W
Z	M	F	G	B	Z	W	Y	O	O	S	A	F	S	X
A	X	W	M	A	M	O	P	I	L	J	T	C	E	X
J	U	U	U	E	T	A	M	I	X	O	R	P	P	A
Z	I	Y	Y	E	X	D	N	A	B	S	C	S	C	R

APPROXIMATE   FRONT BACK   SIZE
CARPAL TUNNEL   HUMERUS   STRAIN
COLOTOMY   LIPOMA   TENDONITIS
CRANIOTOMY   OSTEOTOMY

Puzzle #8

:::WORD SEARCH:::

```
A Q C E J Y Z T E I K G E B Y
U S A H Q O C V I M U Z T B W
A X R D I X C C L T S S H V Q
K U O U S O F T T I S S U E G
V N T R B E I Y X H L A J N B
U D I A O P W Q J A D V W T B
R S D M O P X X V X W I S R T
V M I A I F T X A X B I H I R
Y M O T C E R O H P O O K C V
Z L G E I X O S T O M Y L L Z
Y H C R X R V C T E K G X E H
E O G I O T U Z F O Z B E D V
S Y M P A T H E C T O M Y P V
N O I T A L I T N E V V U K V
R O S S E R P O S A V Q V Y D
```

BURSA   OOPHORECTOMY   VASOPRESSOR
CAROTID   OSTOMY   VENTILATION
DURA MATER   SOFT TISSUE   VENTRICLE
NEURITIS   SYMPATHECTOMY

Puzzle #9

:::WORD SEARCH:::

```
H Z X G E M G Z W Z H D J D Y
Y G X G Y T U B O P L A S T Y
P M N A L M I S D E D J V H Y
O L A N G I O R R H A P H Y U
T S G R Q S O T V Y U N V D K
H O X Z G O H M O Q C T L R U
A L E W F O J Q A I Y Q N O G
L X U T B F I X X K L F F C D
A E Y D A T X G R U E E L E J
M T I W M R J E N L P T C P F
U L V Y L P U C D A T B J H O
S J G S K I N G R A F T S A M
O A F P A E M U L I T J J L J
F F J I F R A C T U R E S U J
N I Z Q H O K Q V O F M I S F
```

ANGIOGRAM   FULGURATE   MRI
ANGIORRHAPHY   GLIOMA   SKIN GRAFT
CELIOTOMY   HYDROCEPHALUS   TUBOPLASTY
FRACTURES   HYPOTHALAMUS

Puzzle #10

:::WORD SEARCH:::

```
L A R Y N G O P L A S T Y J I
S H H W C M H X J B C J D L M
Y T A H S A M D I X S I I C H
P L A M K T I H L F P O L E B
G K A P O Q R P W R S Q A X Y
L W I P E M E A O Q Z J T Y K
J Y B R A D Y K I N E S I A X
A Y B K W R E D E N A B O L Y
E L K F Y H O C N L I I N H Q
Q B U N I O N S T E Q F M W V
X J L K R X J E C O P J A E D
K A I O I K T U Z O M E E R H
K U C R C I I G L A P Y K J A
O I W L T L W W E Y H Y C K S
Y P O C S O D I O M G I S O U
```

BRADYKINESIA   HEMIANOPIA   STAPEDECTOMY
BUNION   LAPAROSCOPY   STRAIN
DILATION   LARYNGOPLASTY
EPENDYMOMA   SIGMOIDOSCOPY

Puzzle #11

:::WORD SEARCH:::

```
A W U O B N A B Q H A U X R U
D Z G R U P T U R E D D I S C
M G A T N E M A G I L P J B Z
B E C V H X S G I D D U V I G
K Y V H O X Y N T X O E V Z L
S X P A C Y S T O T O M Y B Q
N T I A L I Z C J D I N C E Z
A E S U C D N Y D N G A F C
B G V F Y S O L H M C E R Z V
P A I Z G S G T A M O E T S O
N D R U W P T R U Y A B I B Q
K E R D J H H K A A Q H L G U
Z R Z W T G K A J F X O A I H
W M N Q U P R X V Q T S G Q A
G Q K G P A P I L L E D E M A
```

ANOXIA
AUTOCLAVE
BYPASS GRAFT
CARTILAGE

CYSTOTOMY
LIGAMENT
OSTEOMA
PAPILLEDEMA

RUPTURED DISC
TEGADERM
TENDONS

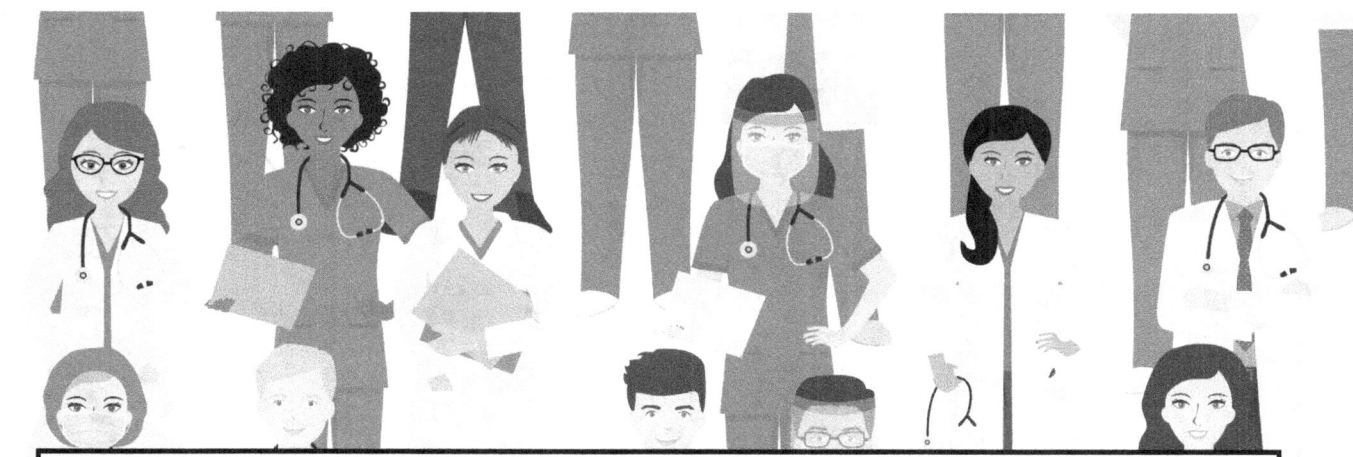

FUNNY QUOTE TIME

THE QUICKEST WAY TO SOMEONE'S HEART IS A BILATERAL INCISION ON THE UPPER LEFT REGION OF THE STERNUM

NOW BACK TO THE ACTIVITY

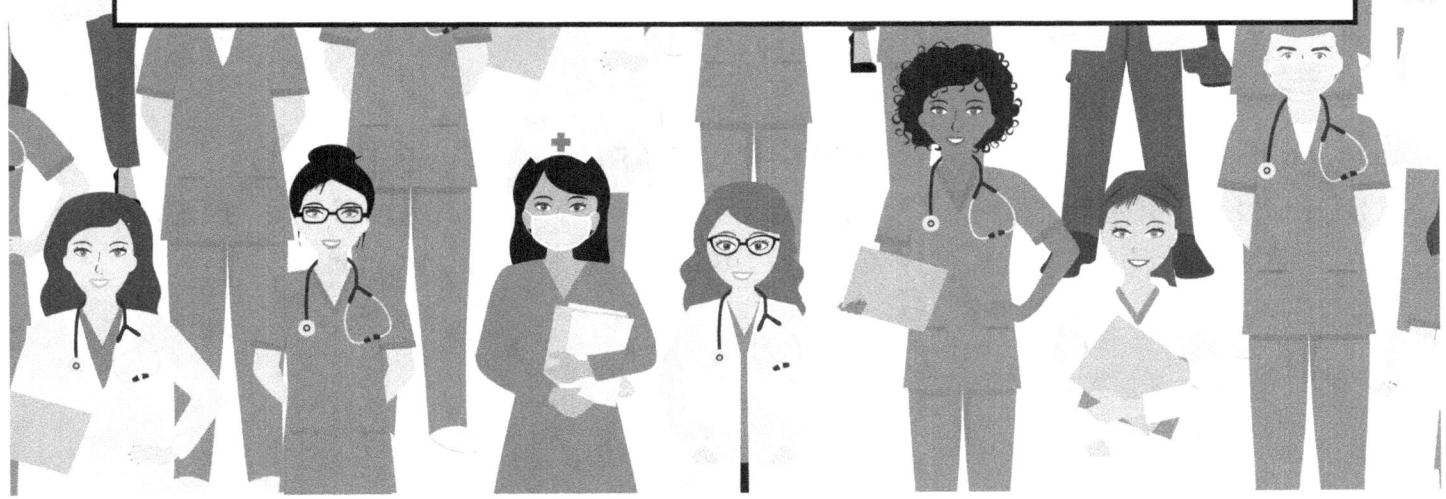

Puzzle #12

:::WORD SEARCH:::

```
N P H V B Q W U O U Y Z C E W
Q T T A E V X K W J G F M B J
E G A I L T R A C H Q M S T X
A S R R D T N Y I H G Y F O T
V F P E T E N N R H A A D C N
A I C E D E F I N K A M M A G
M L K Y C O R H O C C P Z G I
Y C R L Y R R I Z J C K X K A
A C H O R D O T O M Y H L Z O
Q N G A U W L F C G O G G K B
T S O K S A Y J N E R D B I I
K Q A S Q U N S S O L A E K O
J C E E M C A Q O K S E P C P
W M N N R I E T A D G D Y H S
F A L W R A C R O M E G A L Y
```

ACROMEGALY ARTERIOGRAPHY ELECTRODE
ADSON FORCEPS BIOPSY GAMMA KNIFE
ANOSMIC CARTLIAGE JOINT
AREA CHORDOTOMY

:::WORD SEARCH:::
Puzzle # 1

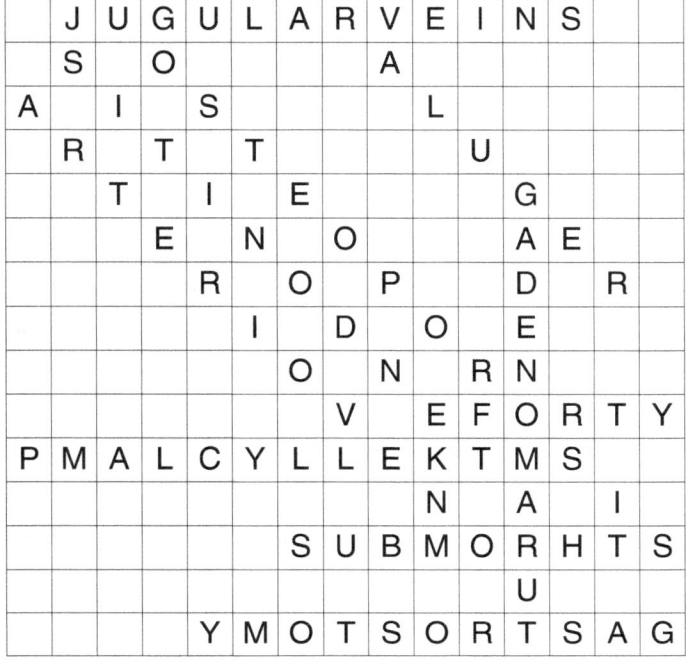

:::WORD SEARCH:::
Puzzle # 2

:::WORD SEARCH:::
Puzzle # 3

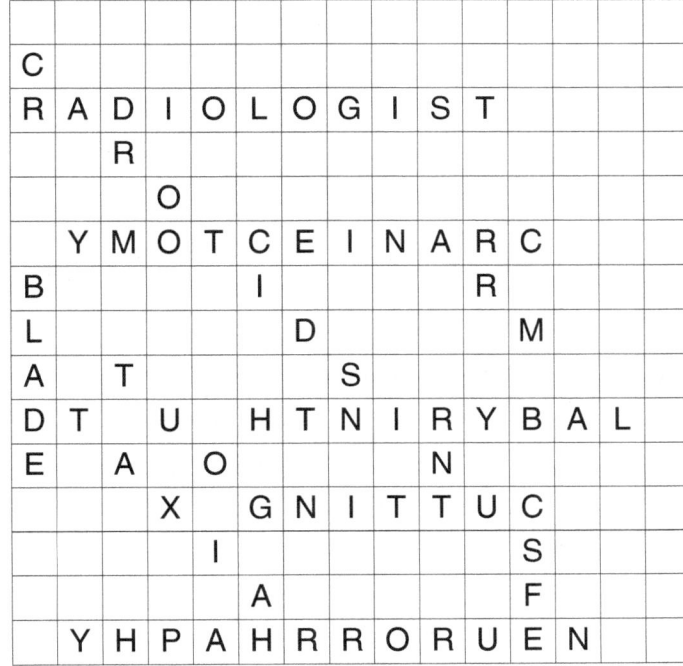

:::WORD SEARCH:::
Puzzle # 4

:::WORD SEARCH:::
Puzzle # 5

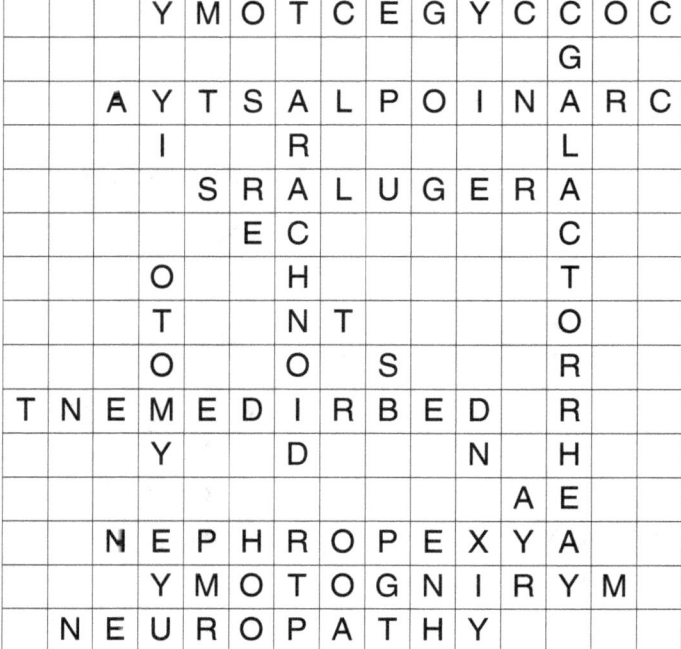

:::WORD SEARCH:::
Puzzle # 6

:::WORD SEARCH:::
Puzzle # 7

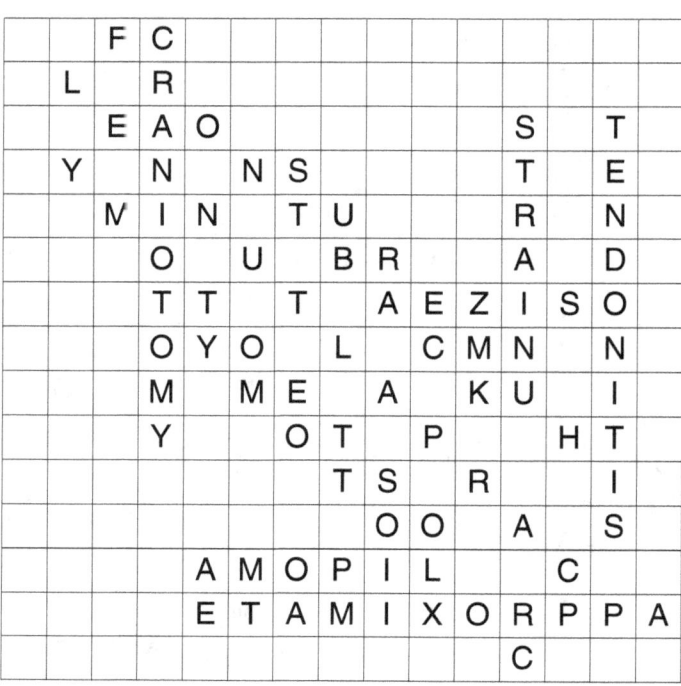

:::WORD SEARCH:::
Puzzle # 8

:::WORD SEARCH:::
Puzzle # 9

:::WORD SEARCH:::
Puzzle # 10

:::WORD SEARCH:::
Puzzle # 11

:::WORD SEARCH:::
Puzzle # 12

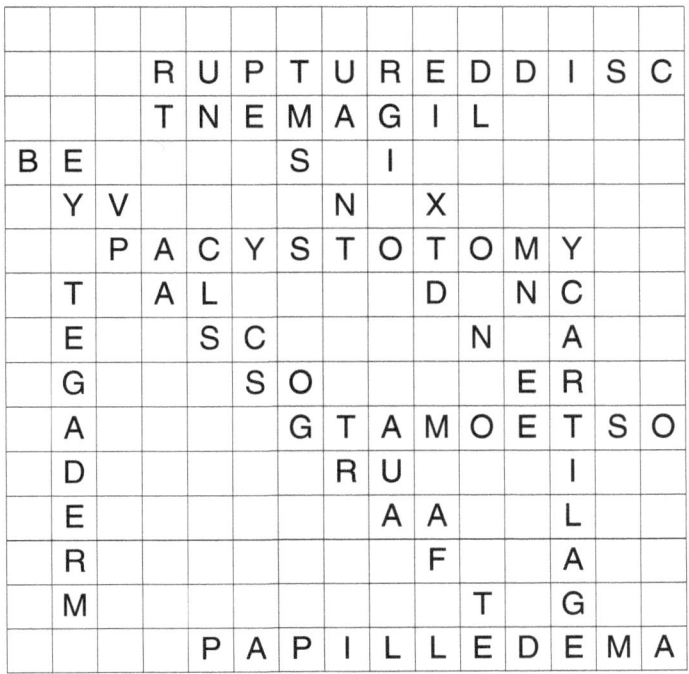

Mazes

Puzzle #1

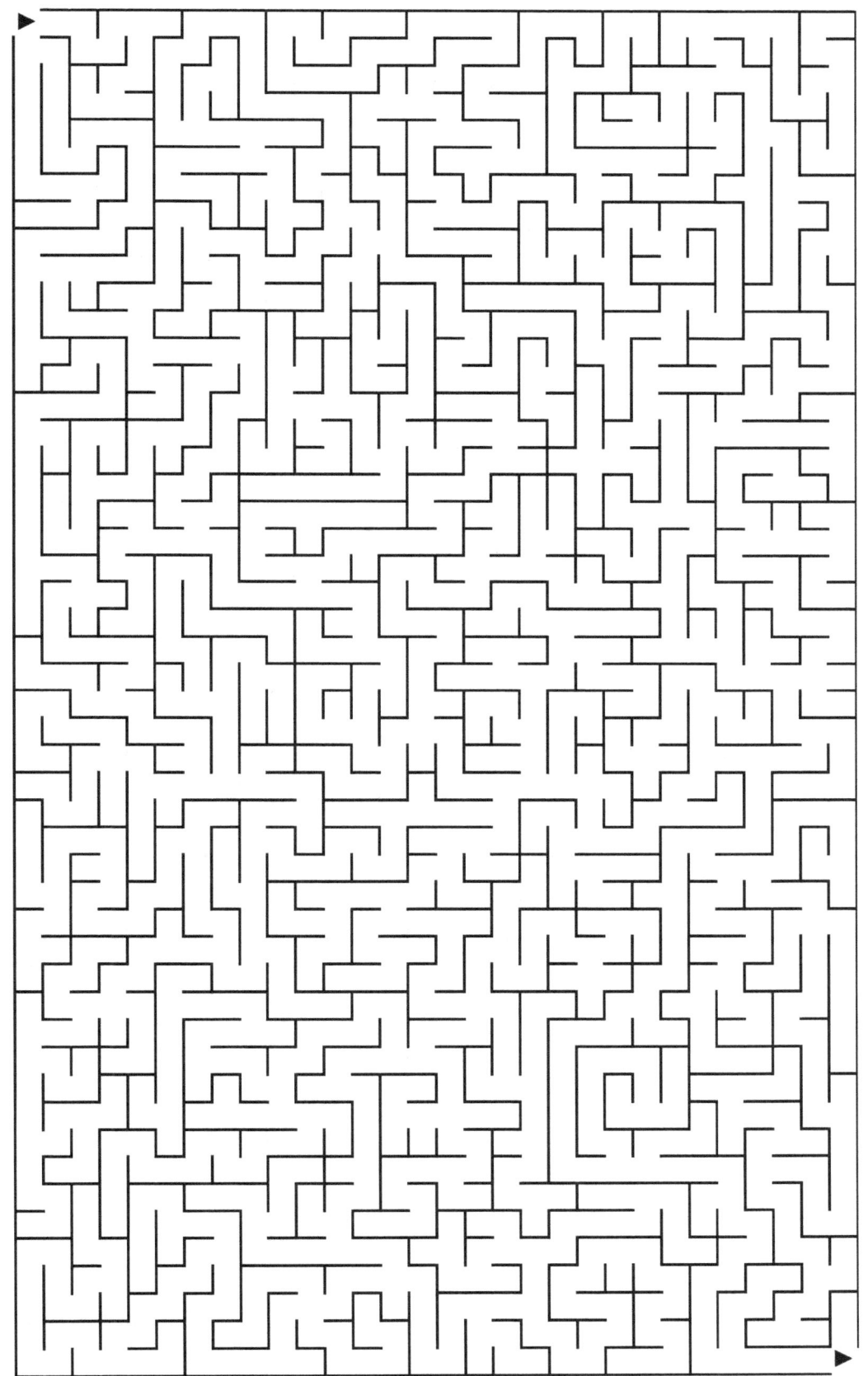

Puzzle #2

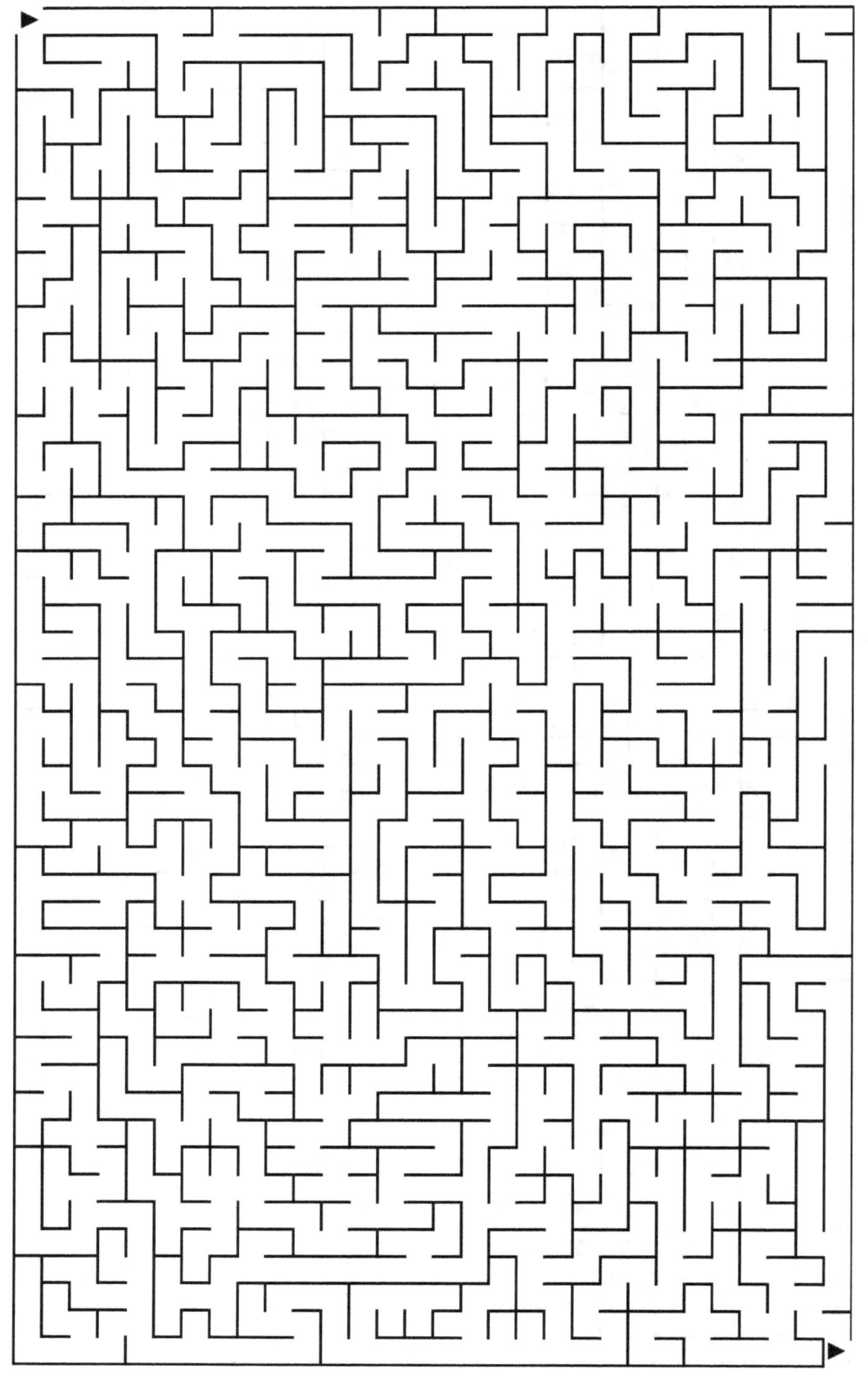

FUNNY QUOTE TIME

I'M AFRAID I HAVE SOME BAD NEWS, YOU HAVE A TERMINAL CASE OF RECTAL-CRANIAL INVERSION

NOW BACK TO THE ACTIVITY

Puzzle #3

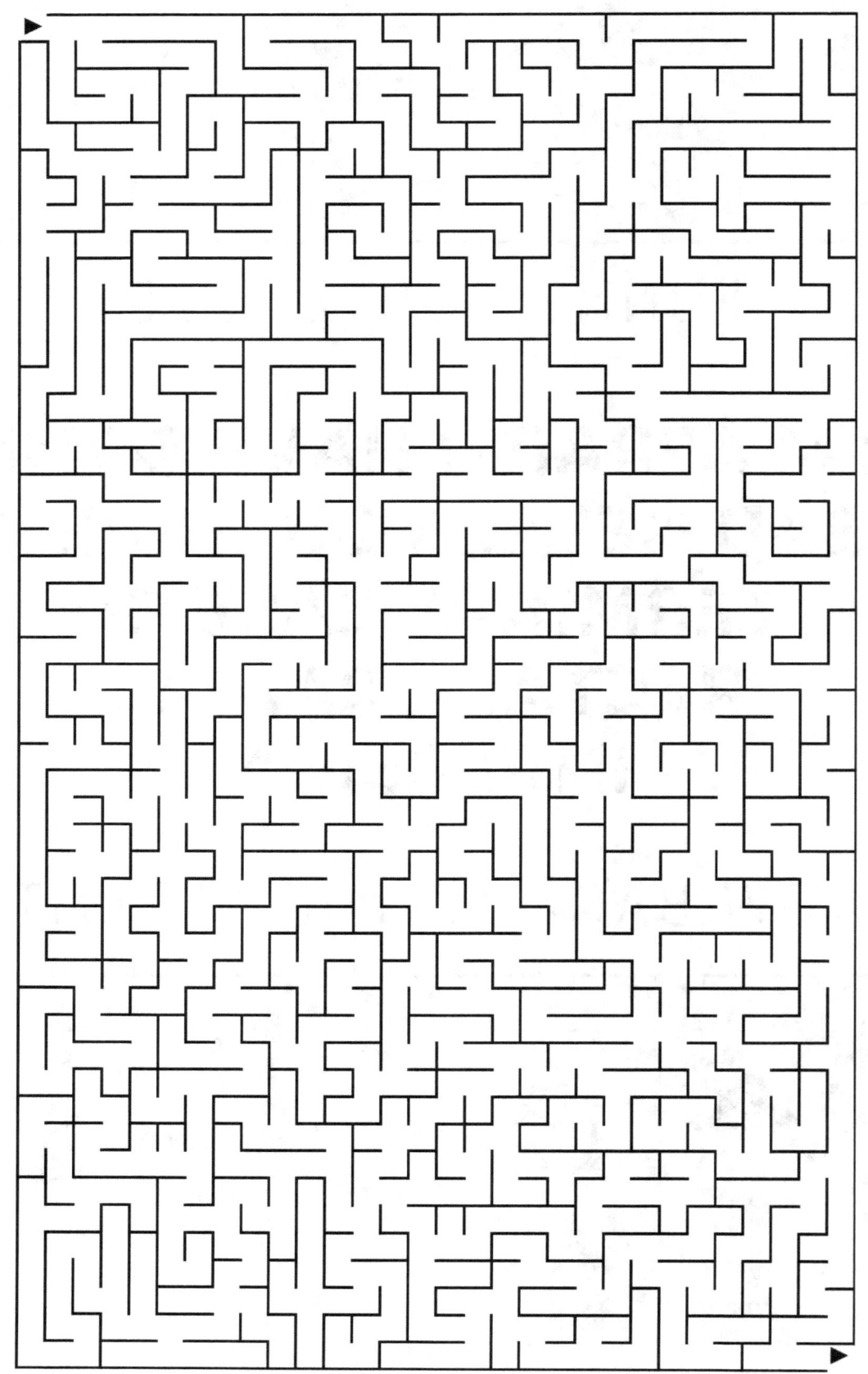

Puzzle #4

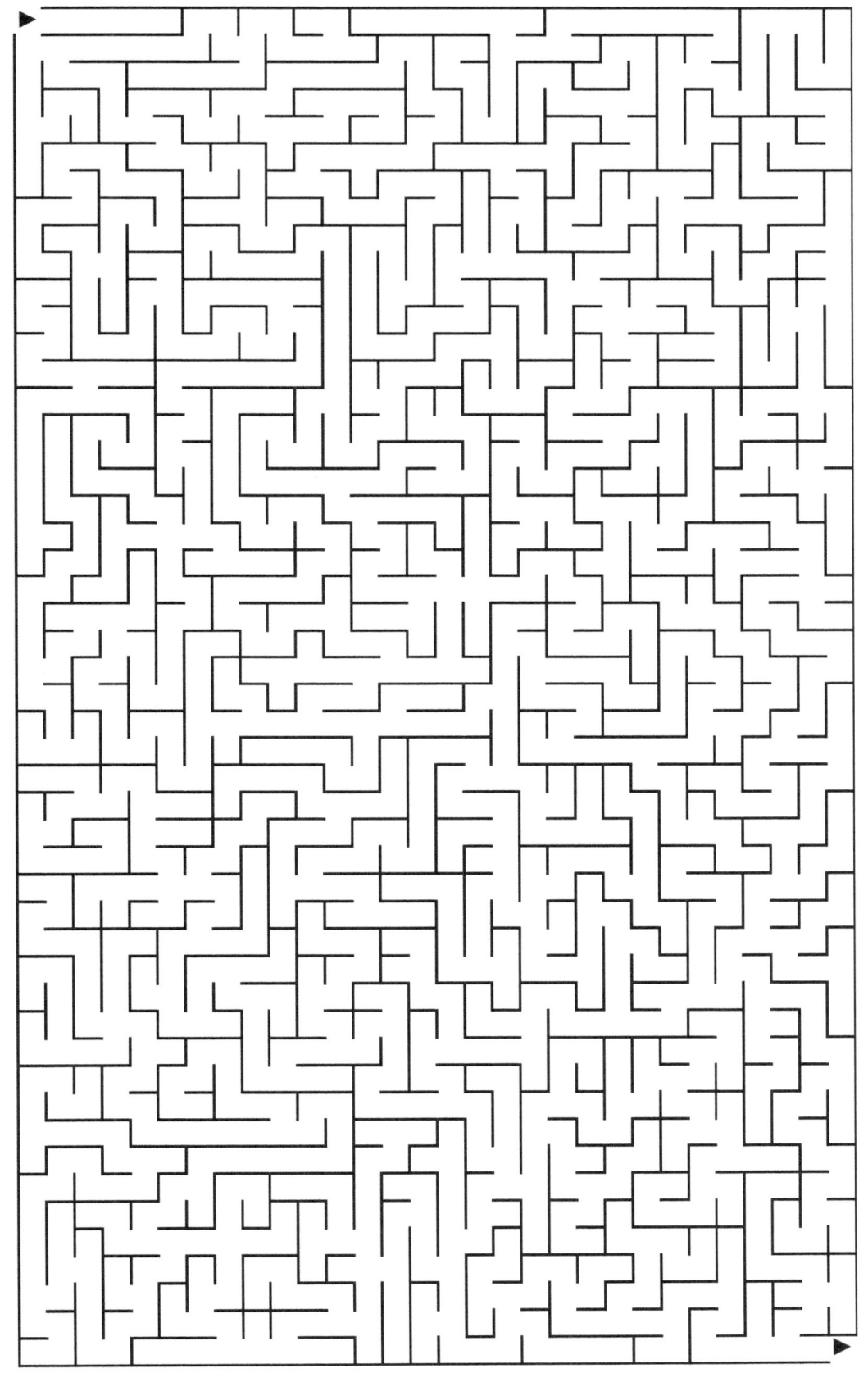

Puzzle #5

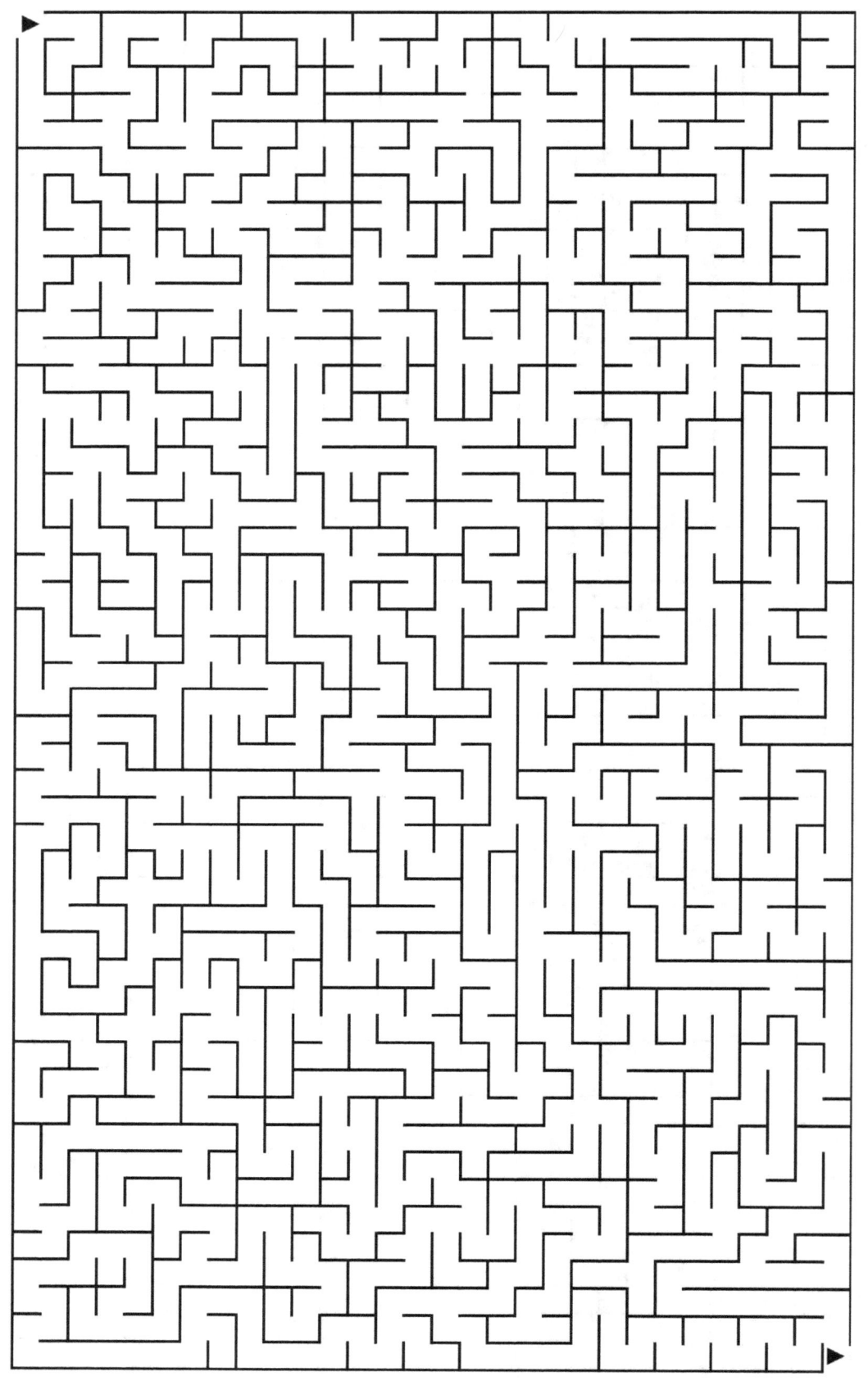

Puzzle #6

Puzzle #7

Puzzle #8

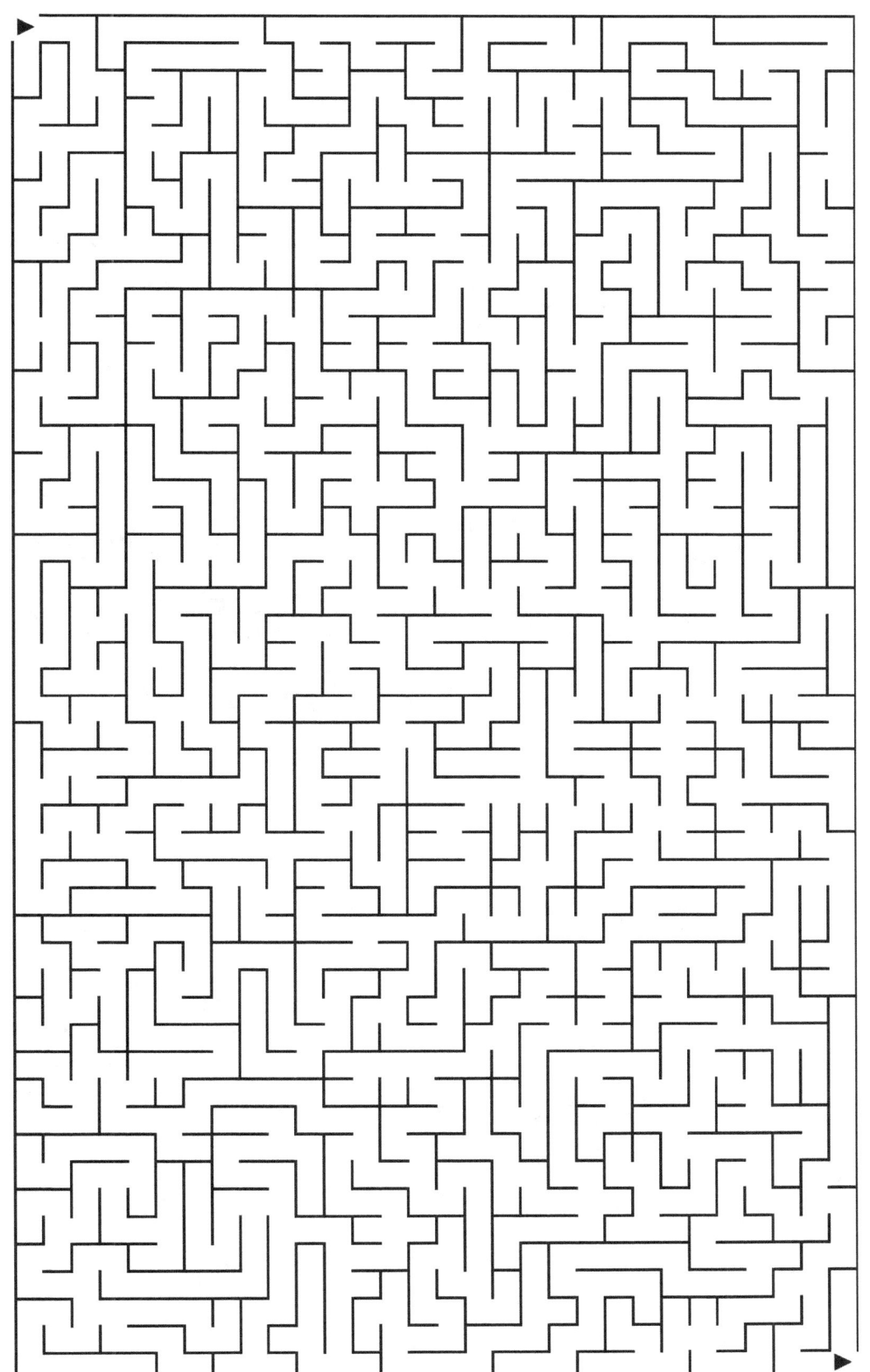

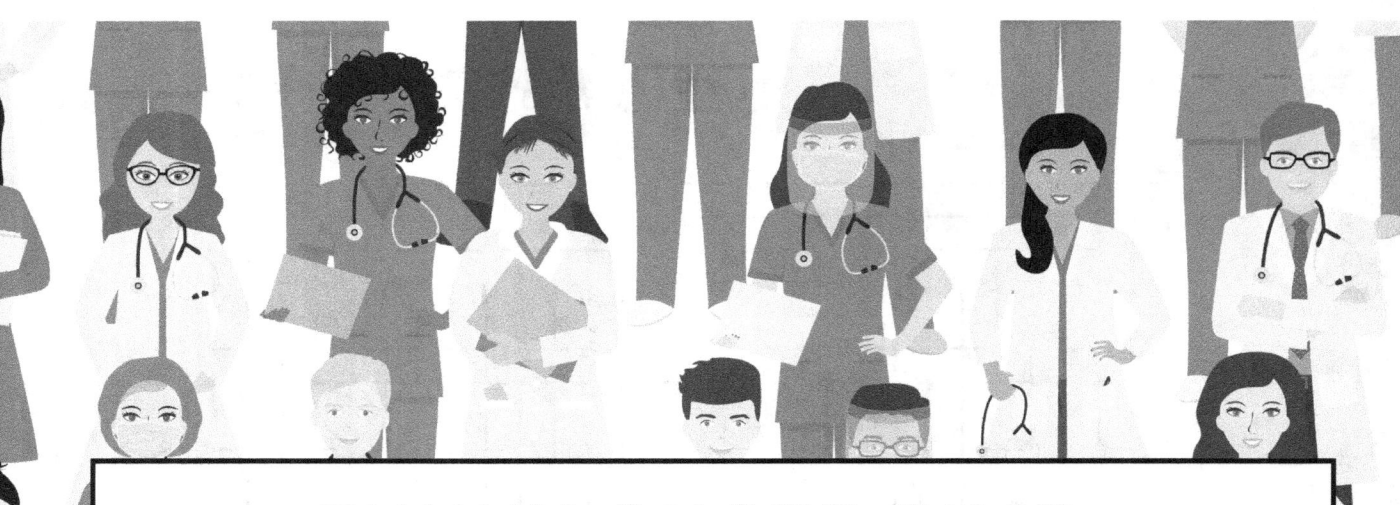

FUNNY QUOTE TIME

LAUGHTER IS THE BEST MEDICINE UNLESS YOU HAVE DIARRHEA

NOW BACK TO THE ACTIVITY

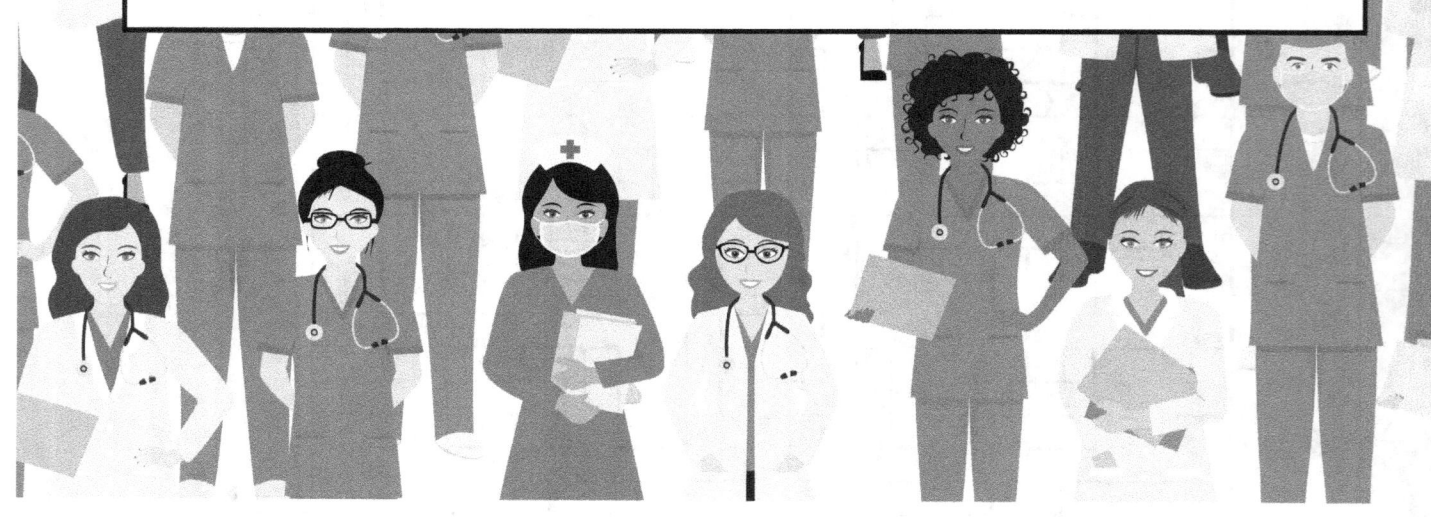

Puzzle # 1

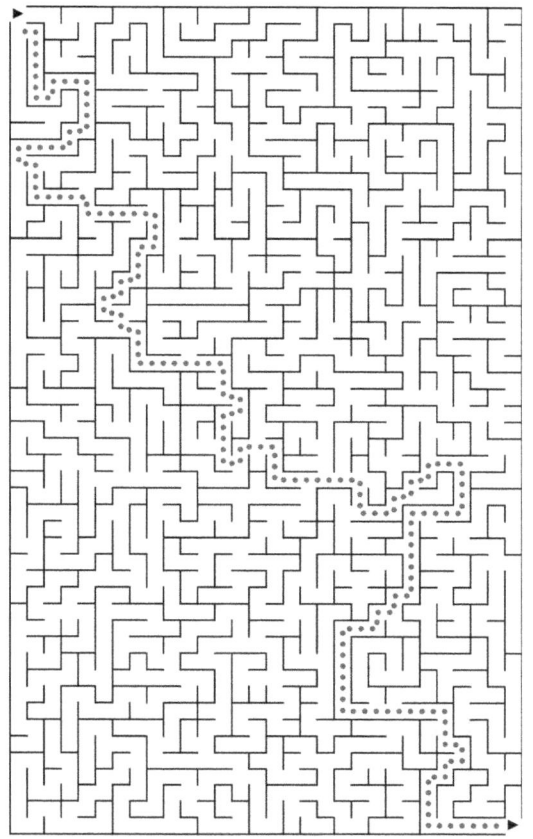

Puzzle # 2

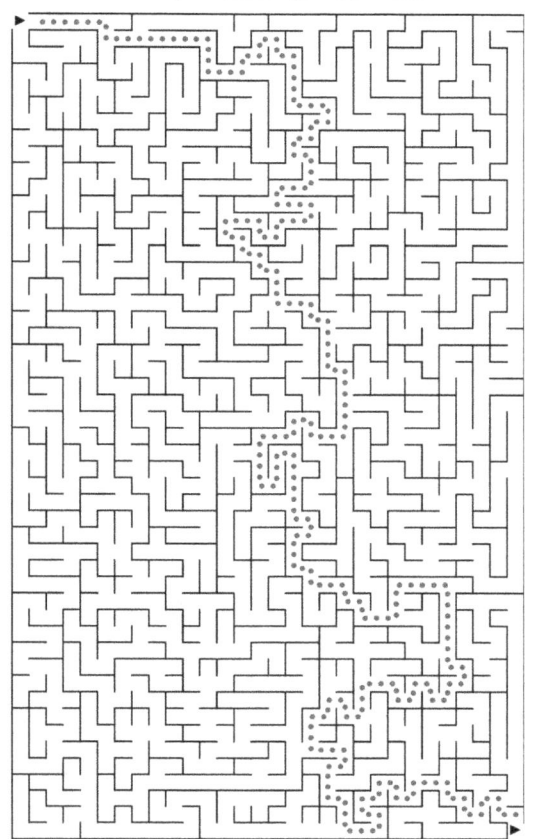

Puzzle # 3

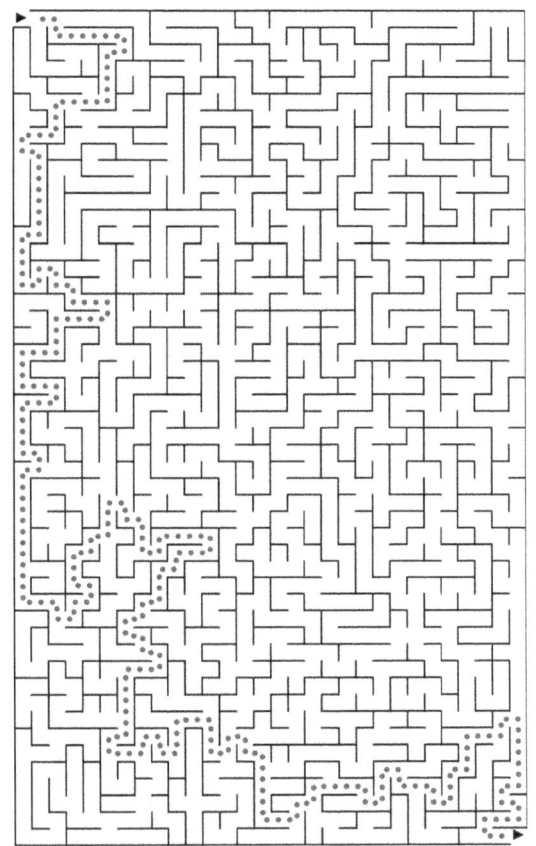

Puzzle # 4

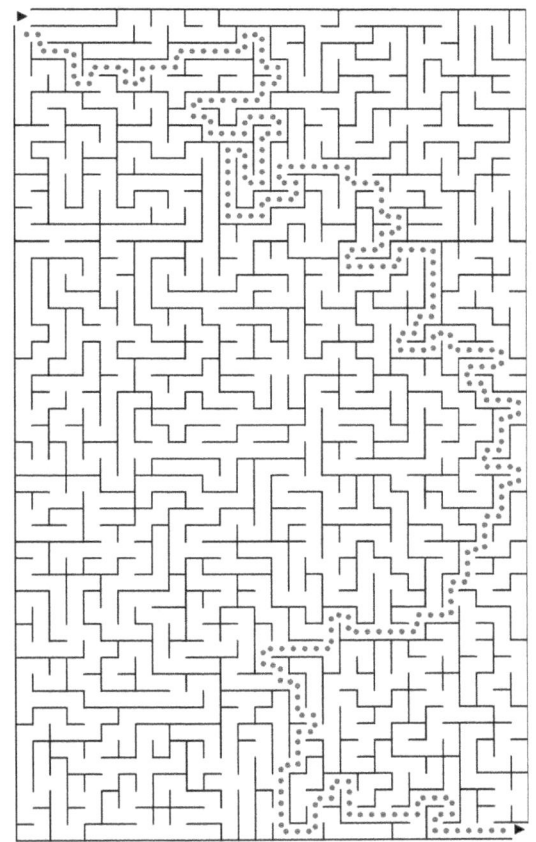

Puzzle # 5

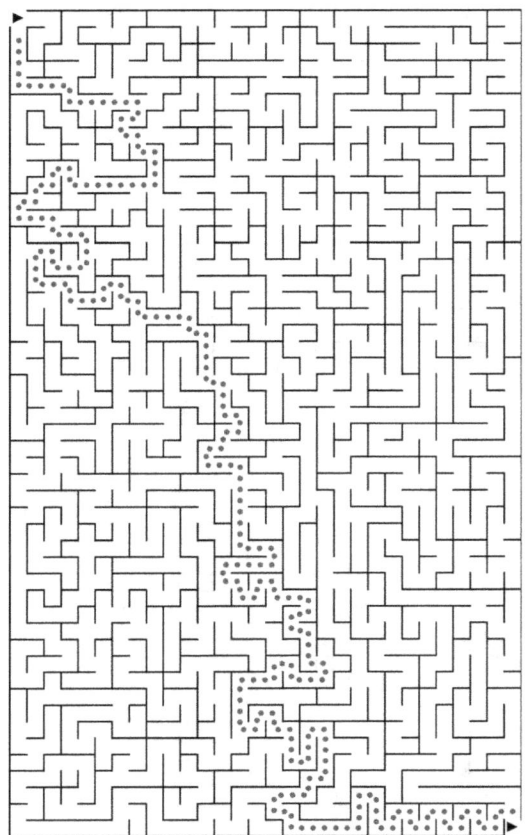

Puzzle # 6

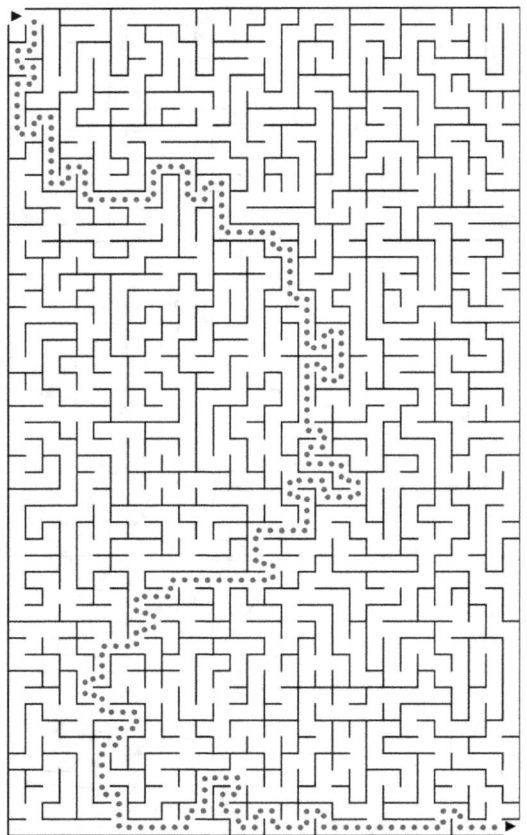

Puzzle # 7

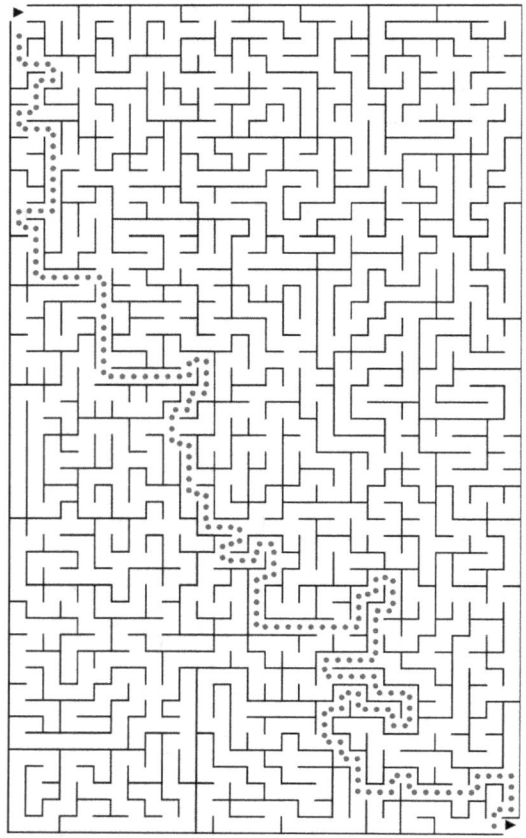

Puzzle # 8

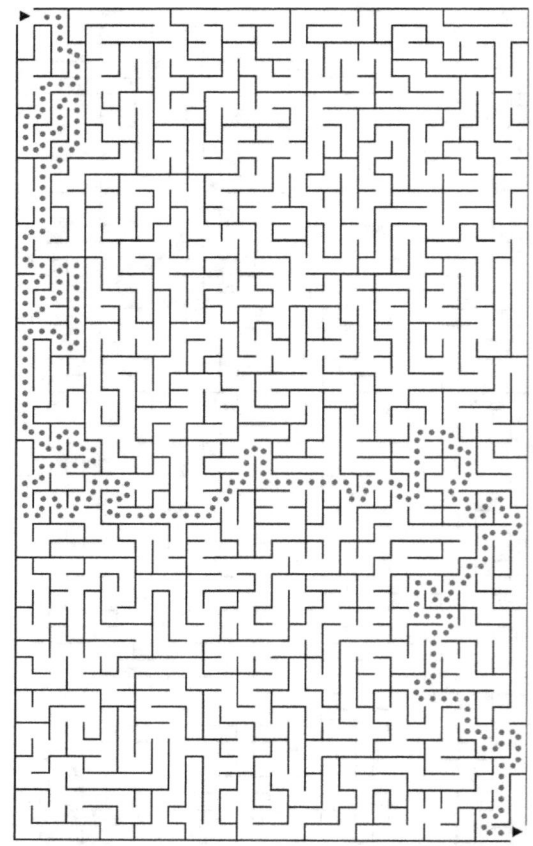

Word Scramble

Puzzle #1
:::WORD SCRAMBLE:::

PLA EPNSSOG   _ _ _ _ _ _ _ _ _ _

CRBRAIAADYD   _ _ _ _ _ _ _ _ _ _

LVEVA   _ _ _ _ _

IEPHONYTNERS   _ _ _ _ _ _ _ _ _ _ _

YNPRIERHHORHA   _ _ _ _ _ _ _ _ _ _ _ _

RTRCEFAU   _ _ _ _ _ _ _ _

PSNRAI   _ _ _ _ _ _

ILNOYRESSU   _ _ _ _ _ _ _ _ _ _

LIGIATND   _ _ _ _ _ _ _ _

CYHMTTOYIORDE   _ _ _ _ _ _ _ _ _ _ _ _

HMRRUOOTTEY   _ _ _ _ _ _ _ _ _ _ _

Puzzle #2
:::WORD SCRAMBLE:::

GIEAMMNAHO   _ _ _ _ _ _ _ _ _

ZAUHSBRAIOOD   _ _ _ _ _ _ _ _ _ _ _

YLOTCMANOES   _ _ _ _ _ _ _ _ _ _

AHERYOYLDIM   _ _ _ _ _ _ _ _ _ _

AEIPNARMDA   _ _ _ _ _ _ _ _ _

TOMOR   _ _ _ _ _

IOLECNANTG   _ _ _ _ _ _ _ _ _

MC   _ _

OCSILIOSS   _ _ _ _ _ _ _ _ _

Z EORTCTRAR   _ _ _ _ _ _ _ _ _ _

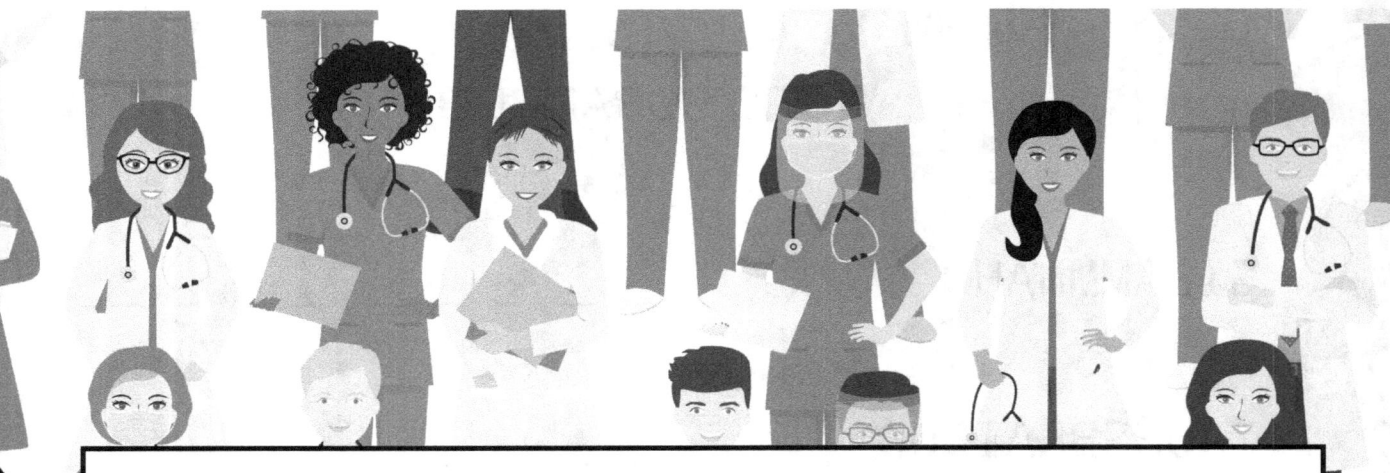

FUNNY QUOTE TIME

WHOEVER TOOK THE INSTRUMENTS OFF MY CASE CART! I WILL FIND YOU & I WILL KILL YOU

NOW BACK TO THE ACTIVITY

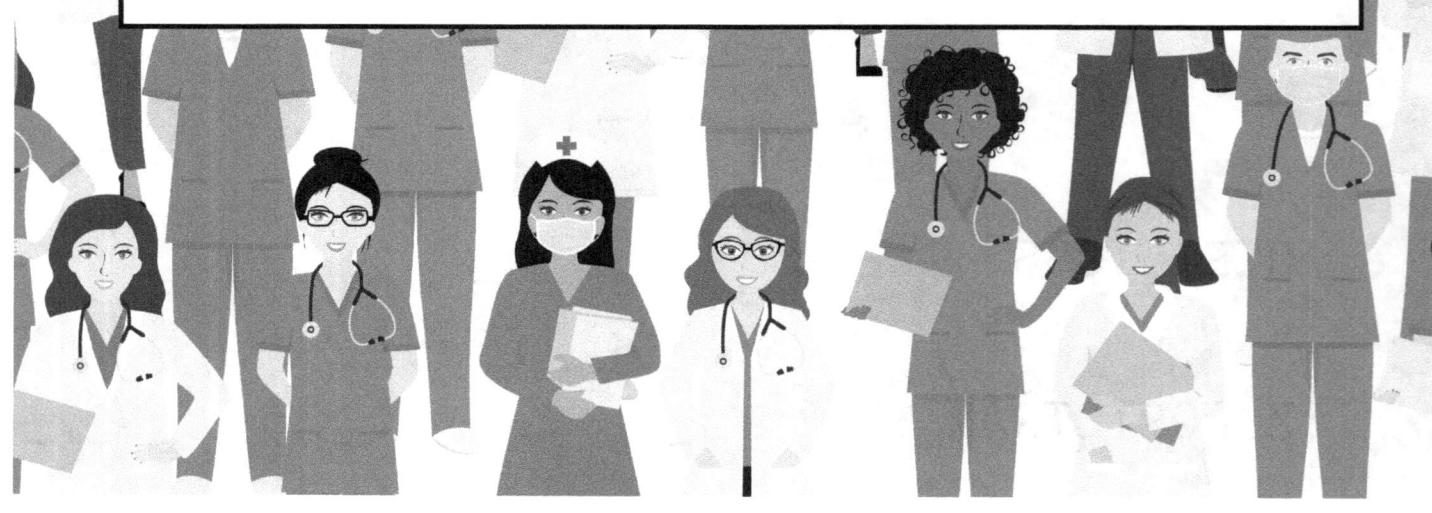

Puzzle #3
:::WORD SCRAMBLE:::

MOCA   _ _ _ _

EAUSNRMY   _ _ _ _ _ _ _

MYTOTREEON   _ _ _ _ _ _ _ _ _

YPEX   _ _ _ _

OIGVRTE   _ _ _ _ _ _ _

SBUAR   _ _ _ _ _

RSASTMIUSB   _ _ _ _ _ _ _ _ _ _

SDIC   _ _ _ _

ADNAGBE   _ _ _ _ _ _ _

GYAATNSOIPL   _ _ _ _ _ _ _ _ _ _ _

NIUMARC   _ _ _ _ _ _ _

Puzzle #4
:::WORD SCRAMBLE:::

DEEMA _ _ _ _ _

IGEIMMNNOA _ _ _ _ _ _ _ _ _

SMUAALTH _ _ _ _ _ _ _ _

ATMOOCS _ _ _ _ _ _ _

ATBII _ _ _ _ _

TMNTEYROSOE _ _ _ _ _ _ _ _ _ _ _

TINAOVUCEA _ _ _ _ _ _ _ _ _ _

YLATPMYAOTPNS _ _ _ _ _ _ _ _ _ _ _ _ _

ASYUSNGMT _ _ _ _ _ _ _ _ _

INASSTAOSOM _ _ _ _ _ _ _ _ _ _ _

NDLCASIOIOT _ _ _ _ _ _ _ _ _ _ _

Puzzle #5
:::WORD SCRAMBLE:::

NDEOTN   _ _ _ _ _ _

MTECYO   _ _ _ _ _ _

EACORH   _ _ _ _ _ _

ESNMCII   _ _ _ _ _ _ _

TIRHOAEYPADR   _ _ _ _ _ _ _ _ _ _ _ _

EIMNGSEN   _ _ _ _ _ _ _ _

YLSOEITMO   _ _ _ _ _ _ _ _ _

OUNYIVMS   _ _ _ _ _ _ _ _

CARRTO   _ _ _ _ _ _

RORYGEUCSYR   _ _ _ _ _ _ _ _ _ _ _

RTEASB YSBIOP   _ _ _ _ _ _ _ _ _ _ _ _

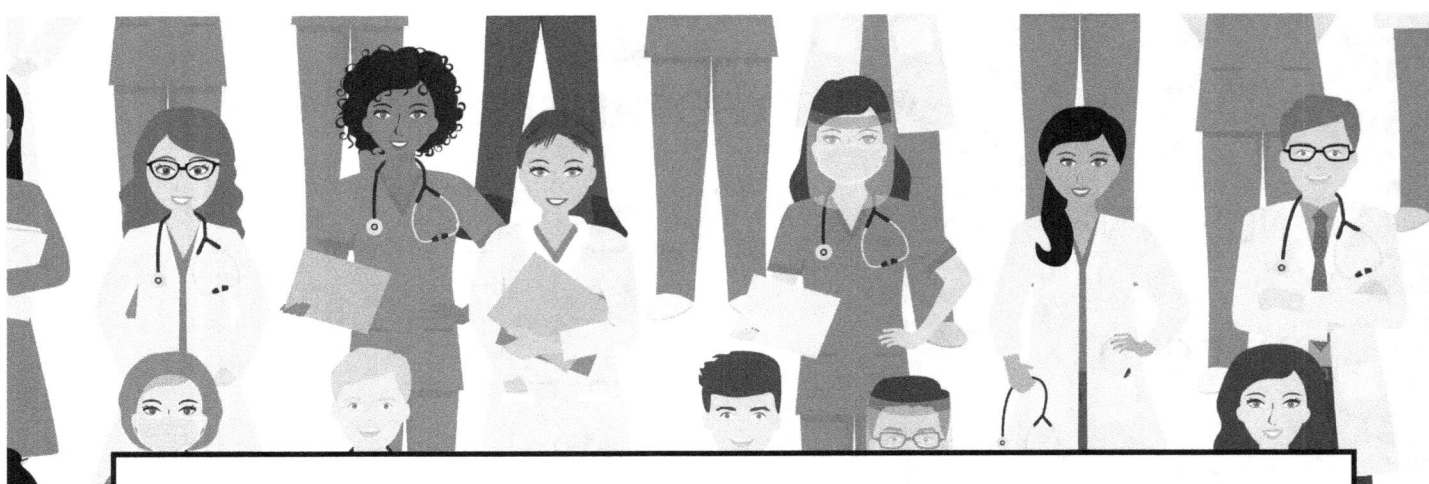

FUNNY QUOTE TIME

HOW MANY PERVERTS DOES IT TAKE TO PUT IN A LIGHTBULB ? ONLY ONE. BUT IT TAKES THE ENTIRE OPERATION ROOM TO GET IT OUT

NOW BACK TO THE ACTIVITY

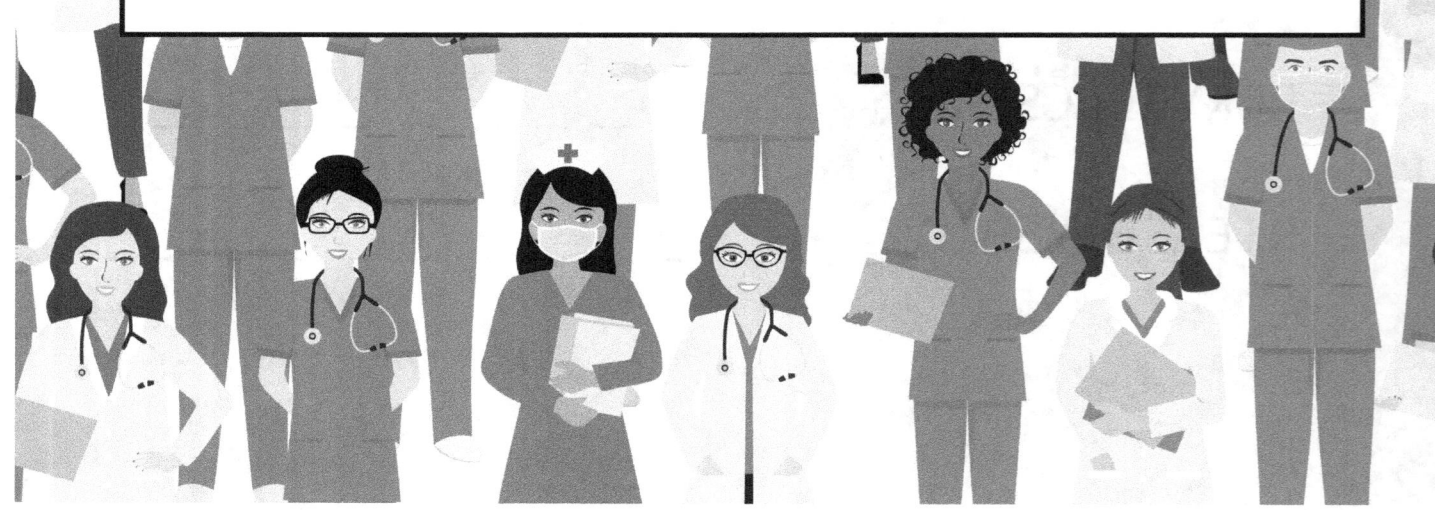

Puzzle #6
:::WORD SCRAMBLE:::

ARNMTLABOOSUE _ _ _ _ _ _ _ _ _ _ _

TCEUMYONER _ _ _ _ _ _ _ _ _ _

YTOOAMSRACT _ _ _ _ _ _ _ _ _ _ _

RVALICCE _ _ _ _ _ _ _ _

RIIS ROSSSICS _ _ _ _ _ _ _ _ _ _ _ _

BELLMRECUE _ _ _ _ _ _ _ _ _ _

ONBE ANCS _ _ _ _ _ _ _ _ _

Z AYPTLS _ _ _ _ _ _ _ _

MOOSITEYIP _ _ _ _ _ _ _ _ _ _

PYMEEDNA _ _ _ _ _ _ _ _

ASINTEGLM _ _ _ _ _ _ _ _ _

Puzzle #7
:::WORD SCRAMBLE:::

LGTAALOMBOIS   _ _ _ _ _ _ _ _ _ _ _

ESOTSNIS   _ _ _ _ _ _ _ _

EMTAOATR   _ _ _ _ _ _ _ _

CDARACBLIEIT   _ _ _ _ _ _ _ _ _ _ _

ILEEPPSY   _ _ _ _ _ _ _ _

XNAO   _ _ _ _

OYEMOMDIACTTS   _ _ _ _ _ _ _ _ _ _ _ _

SHSIDAPYA   _ _ _ _ _ _ _ _ _

TCIANNELEOU   _ _ _ _ _ _ _ _ _ _

AHOREHEGRM   _ _ _ _ _ _ _ _ _ _

TSEGNIIIMN   _ _ _ _ _ _ _ _ _ _

Puzzle #8
:::WORD SCRAMBLE:::

ILSAL PMCAL   _ _ _ _ _ _ _ _ _ _

EHTRE   _ _ _ _ _

ICSOLSSIO   _ _ _ _ _ _ _ _ _

MACONRICA   _ _ _ _ _ _ _ _ _

EOCYCSTTYM   _ _ _ _ _ _ _ _ _ _

ELEH RSPU   _ _ _ _ _ _ _ _ _

OTMIYCOMLHECE   _ _ _ _ _ _ _ _ _ _ _ _

SNEAIAM   _ _ _ _ _ _ _

TRTROAO UFCF   _ _ _ _ _ _ _ _ _ _ _

EOORHMN   _ _ _ _ _ _ _

YLHAE AMPCL   _ _ _ _ _ _ _ _ _ _

Puzzle #9
:::WORD SCRAMBLE:::

ORSXPYGTAE   _ _ _ _ _ _ _ _ _

ISCOSSRS   _ _ _ _ _ _ _ _

ARCVSALU   _ _ _ _ _ _ _ _

RMAYGTTOSO   _ _ _ _ _ _ _ _ _ _

TMOTHRUSYREO   _ _ _ _ _ _ _ _ _ _ _ _

LAPSAAANI   _ _ _ _ _ _ _ _ _

TRGCEAEUT   _ _ _ _ _ _ _ _ _

YATHPLYMOE   _ _ _ _ _ _ _ _ _

AIPGALRAPE   _ _ _ _ _ _ _ _ _

EIUYPNTRISLO   _ _ _ _ _ _ _ _ _ _ _

UNTHS   _ _ _ _ _

Puzzle #10
:::WORD SCRAMBLE:::

NHSI TSILSPN   _ _ _ _ _ _ _ _ _ _ _

UREALGINA   _ _ _ _ _ _ _ _ _

URNUGITS   _ _ _ _ _ _ _ _

TYCCOIOERHM   _ _ _ _ _ _ _ _ _ _ _

URFEM   _ _ _ _ _

CEUSYPRHSAI   _ _ _ _ _ _ _ _ _ _ _

OAAYRTOLMP   _ _ _ _ _ _ _ _ _ _

MPLCMYEOTU   _ _ _ _ _ _ _ _ _ _

ARNOCEEYLPPH   _ _ _ _ _ _ _ _ _ _ _

SAISSCRHHICI   _ _ _ _ _ _ _ _ _ _ _

CLIGAPIL   _ _ _ _ _ _ _ _

Puzzle #11
:::WORD SCRAMBLE:::

IUELDPRA   _ _ _ _ _ _ _

POTCOYOLM   _ _ _ _ _ _ _ _

TYOMYRLPOYOMO   _ _ _ _ _ _ _ _ _ _ _

RLICE MCALP   _ _ _ _ _ _ _ _ _

AMYLOGRME   _ _ _ _ _ _ _ _

UONTCISON   _ _ _ _ _ _ _ _

AETHOAMM   _ _ _ _ _ _ _

OEOLP CUINOST   _ _ _ _ _ _ _ _ _ _

ICTLUSNITRIVE   _ _ _ _ _ _ _ _ _ _

VALACAURS   _ _ _ _ _ _ _ _

ATECTROTCIES   _ _ _ _ _ _ _ _ _ _ _

Puzzle #12
:::WORD SCRAMBLE:::

OYYTOLARPLPS   _ _ _ _ _ _ _ _ _ _ _

LRAUN OEBN   _ _ _ _ _ _ _ _ _

BOLTFUCO   _ _ _ _ _ _ _

CVOESITAINER   _ _ _ _ _ _ _ _ _ _ _

NMYILE   _ _ _ _ _

RXEOCT   _ _ _ _ _

YMCTMMYOEO   _ _ _ _ _ _ _ _ _

SRSSNPAVOIE   _ _ _ _ _ _ _ _ _ _ _

UCAAD ANUIQE   _ _ _ _ _ _ _ _ _ _

PRIOETSOSSOO   _ _ _ _ _ _ _ _ _ _

LGNGINAO TYCS   _ _ _ _ _ _ _ _ _ _

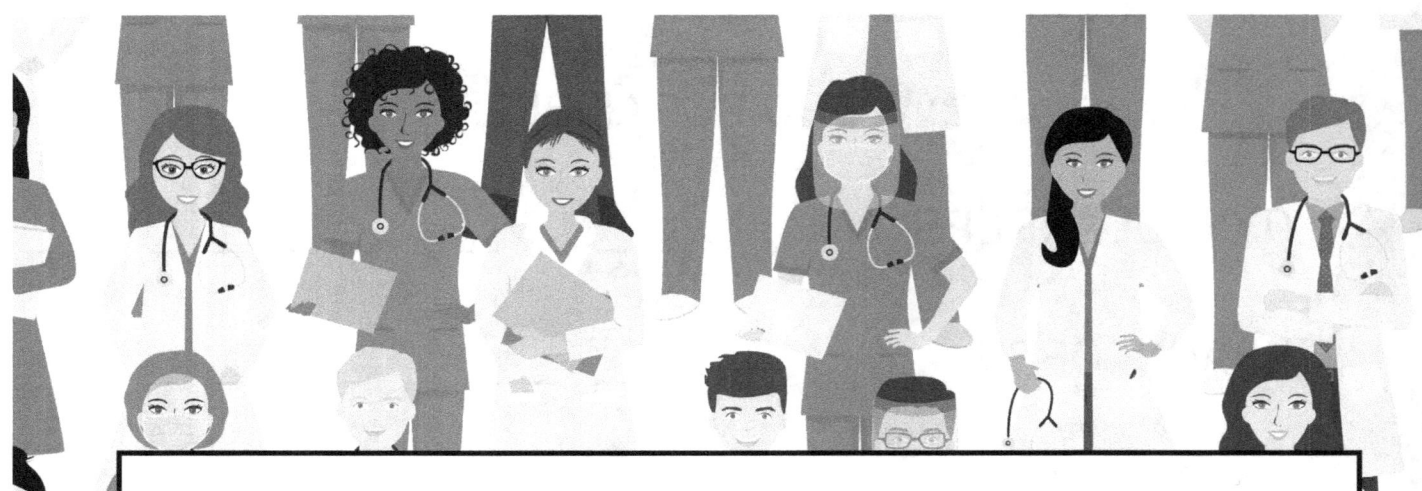

FUNNY QUOTE TIME

REMEMBER, I WORK THE MEDICAL FIELD YOUR GOING TO HAVE TO SAY A LOT TO GROSS ME OUT

NOW BACK TO THE ACTIVITY

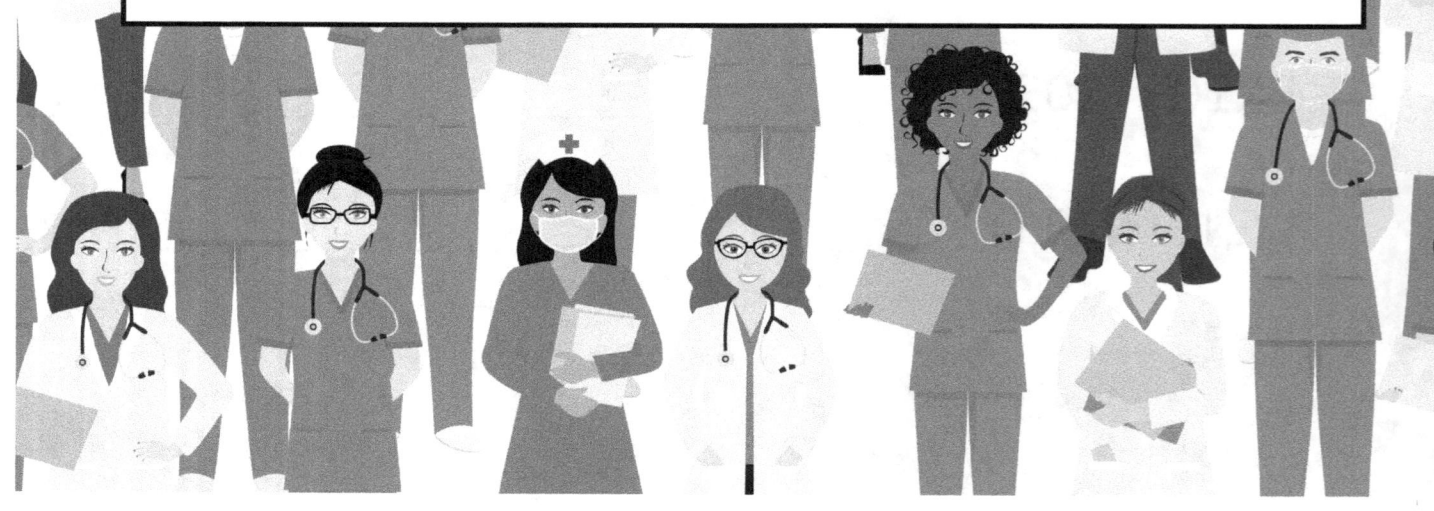

Puzzle #1
:::WORD SCRAMBLE:::

PLA EPNSSOG	=	LAP SPONGES
CRBRAIAADYD	=	BRADYCARDIA
LVEVA	=	VALVE
IEPHONYTNERS	=	HYPERTENSION
YNPRIERHHORHA	=	HERNIORRHAPHY
RTRCEFAU	=	FRACTURE
PSNRAI	=	SPRAIN
ILNOYRESSU	=	NEUROLYSIS
LIGIATND	=	DILATING
CYHMTTOYIORDE	=	THYROIDECTOMY
HMRRUOOTTEY	=	URETHROTOMY

Puzzle #2
:::WORD SCRAMBLE:::

GIEAMMNAHO	=	HEMANGIOMA
ZAUHSBRAIOOD	=	BIOHAZARDOUS
YLOTCMANOES	=	SCALENOTOMY
AHERYOYLDIM	=	HYDROMYELIA
AEIPNARMDA	=	PARAMEDIAN
TOMOR	=	MOTOR
IOLECNANTG	=	CONGENITAL
MC	=	CM
OCSILIOSS	=	SCOLIOSIS
Z EORTCTRAR	=	Z RETRACTOR

Puzzle #3
:::WORD SCRAMBLE:::

MOCA	=	COMA
EAUSNRMY	=	ANEURYSM
MYTOTREEON	=	ENTEROTOMY
YPEX	=	PEXY
OIGVRTE	=	VERTIGO
SBUAR	=	BURSA
RSASTMIUSB	=	STRABISMUS
SDIC	=	DISC
ADNAGBE	=	BANDAGE
GYAATNSOIPL	=	ANGIOPLASTY
NIUMARC	=	CRANIUM

Puzzle #4
:::WORD SCRAMBLE:::

DEEMA	=	EDEMA
IGEIMMNNOA	=	MENINGIOMA
SMUAALTH	=	THALAMUS
ATMOOCS	=	SCOTOMA
ATBII	=	TIBIA
TMNTEYROSOE	=	ENTEROSTOMY
TINAOVUCEA	=	EVACUATION
YLATPMYAOTPNS	=	TYMPANOPLASTY
ASYUSNGMT	=	NYSTAGMUS
INASSTAOSOM	=	ANASTOMOSIS
NDLCASIOIOT	=	DISLOCATION

Puzzle #5
:::WORD SCRAMBLE:::

NDEOTN	=	TENDON
MTECYO	=	ECTOMY
EACORH	=	CHOREA
ESNMCII	=	MENISCI
TIRHOAEYPADR	=	RADIOTHERAPY
EIMNGSEN	=	MENINGES
YLSOEITMO	=	ILEOSTOMY
OUNYIVMS	=	SYNOVIUM
CARRTO	=	TROCAR
RORYGEUCSYR	=	CRYOSURGERY
RTEASB YSBIOP	=	BREAST BIOPSY

Puzzle #6
:::WORD SCRAMBLE:::

ARNMTLABOOSUE	=	NEUROBLASTOMA
TCEUMYONER	=	NEURECTOMY
YTOOAMSRACT	=	ASTROCYTOMA
RVALICCE	=	CERVICAL
RIIS ROSSSICS	=	IRIS SCISSORS
BELLMRECUE	=	CEREBELLUM
ONBE ANCS	=	BONE SCAN
Z AYPTLS	=	Z PLASTY
MOOSITEYIP	=	EPISIOTOMY
PYMEEDNA	=	EPENDYMA
ASINTEGLM	=	LIGAMENTS

Puzzle #7
:::WORD SCRAMBLE:::

LGTAALOMBOIS	=	GLIOBLASTOMA
ESOTSNIS	=	STENOSIS
EMTAOATR	=	TERATOMA
CDARACBLIEIT	=	BACTERICIDAL
ILEEPPSY	=	EPILEPSY
XNAO	=	AXON
OYEMOMDIACTTS	=	MASTOIDECTOMY
SHSIDAPYA	=	DYSPHASIA
TCIANNELEOU	=	ENUCLEATION
AHOREHEGRM	=	HEMORRHAGE
TSEGNIIIMN	=	MENINGITIS

Puzzle #8
:::WORD SCRAMBLE:::

ILSAL PMCAL	=	ALLIS CLAMP
EHTRE	=	THREE
ICSOLSSIO	=	SCOLIOSIS
MACONRICA	=	CARCINOMA
EOCYCSTTYM	=	CYSTECTOMY
ELEH RSPU	=	HEEL SPUR
OTMIYCOMLHECE	=	HEMICOLECTOMY
SNEAIAM	=	AMNESIA
TRTROAO UFCF	=	ROTATOR CUFF
EOORHMN	=	HORMONE
YLHAE AMPCL	=	LAHEY CLAMP

Puzzle #9
:::WORD SCRAMBLE:::

ORSXPYGTAE	=	GASTROPEXY
ISCOSSRS	=	SCISSORS
ARCVSALU	=	VASCULAR
RMAYGTTOSO	=	GASTROTOMY
TMOTHRUSYREO	=	URETHROSTOMY
LAPSAAANI	=	ANAPLASIA
TRGCEAEUT	=	CURETTAGE
YATHPLYMOE	=	MYELOPATHY
AIPGALRAPE	=	PARAPLEGIA
EIUYPNTRISLO	=	POLYNEURITIS
UNTHS	=	SHUNT

Puzzle #10
:::WORD SCRAMBLE:::

NHSI TSILSPN	=	SHIN SPLINTS
UREALGINA	=	NEURALGIA
URNUGITS	=	SUTURING
TYCCOIOERHM	=	ORCHIECTOMY
URFEM	=	FEMUR
CEUSYPRHSAI	=	HYPERACUSIS
OAAYRTOLMP	=	LAPAROTOMY
MPLCMYEOTU	=	LUMPECTOMY
ARNOCEEYLPPH	=	PORENCEPHALY
SAISSCRHHICI	=	RACHISCHISIS
CLIGAPIL	=	LIGACLIP

:::WORD SCRAMBLE:::

IUELDPRA	=	EPIDURAL
POTCOYOLM	=	COLPOTOMY
TYOMYRLPOYOMO	=	PYLOROMYOTOMY
RLICE MCALP	=	CRILE CLAMP
AMYLOGRME	=	MYELOGRAM
UONTCISON	=	CONTUSION
AETHOAMM	=	HEMATOMA
OEOLP CUINOST	=	POOLE SUCTION
ICTLUSNITRIVE	=	VENTRICULITIS
VALACAURS	=	AVASCULAR
ATECTROTCIES	=	STEREOTACTIC

Puzzle #12
:::WORD SCRAMBLE:::

OYYTOLARPLPS	=	PYLOROPLASTY
LRAUN OEBN	=	ULNAR BONE
BOLTFUCO	=	CLUBFOOT
CVOESITAINER	=	EVISCERATION
NMYILE	=	MYELIN
RXEOCT	=	CORTEX
YMCTMMYOEO	=	MYOMECTOMY
SRSSNPAVOIE	=	VASOPRESSIN
UCAAD ANUIQE	=	CAUDA EQUINA
PRIOETSOSSOO	=	OSTEOPOROSIS
LGNGINAO TYCS	=	GANGLION CYST

Coloring

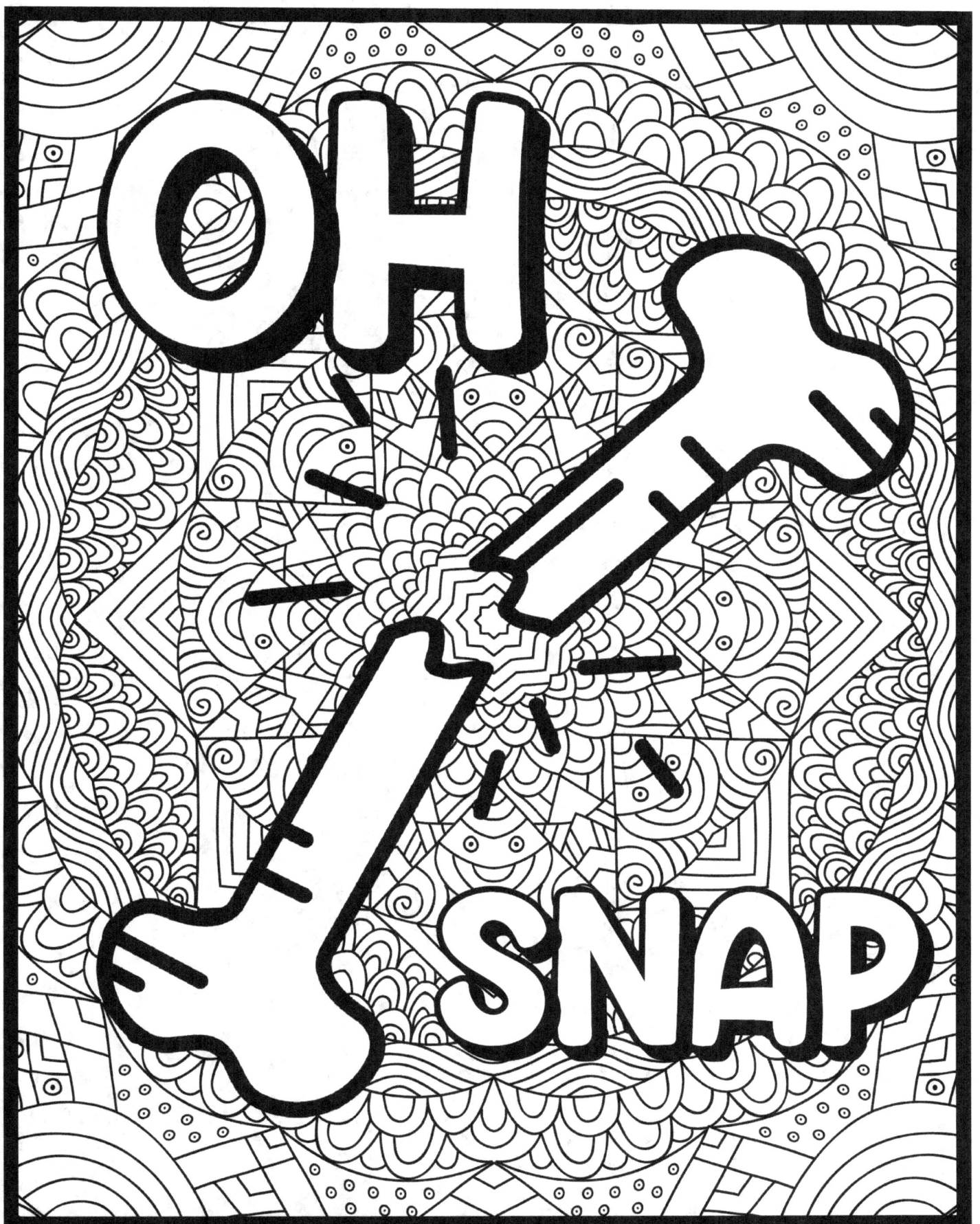

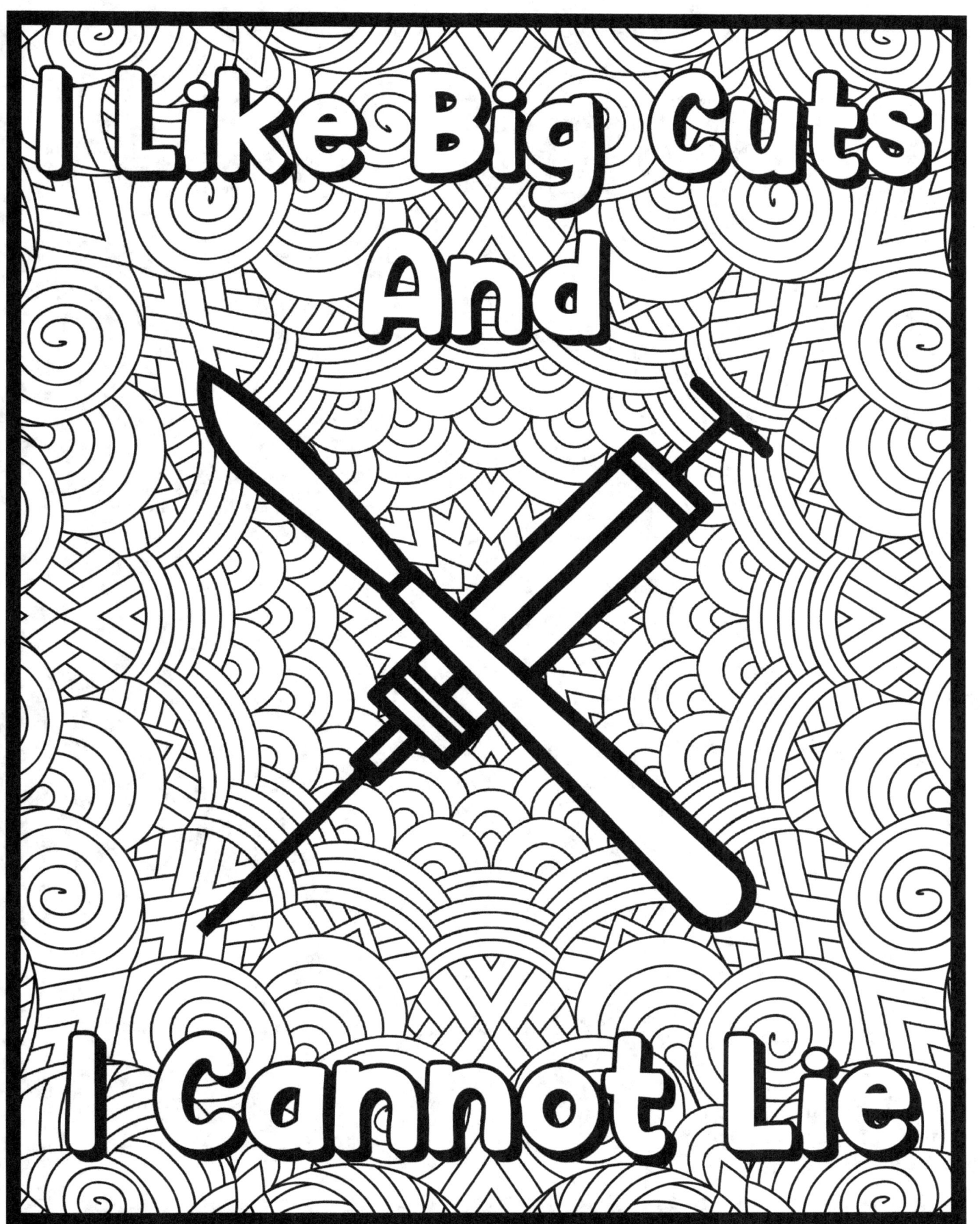

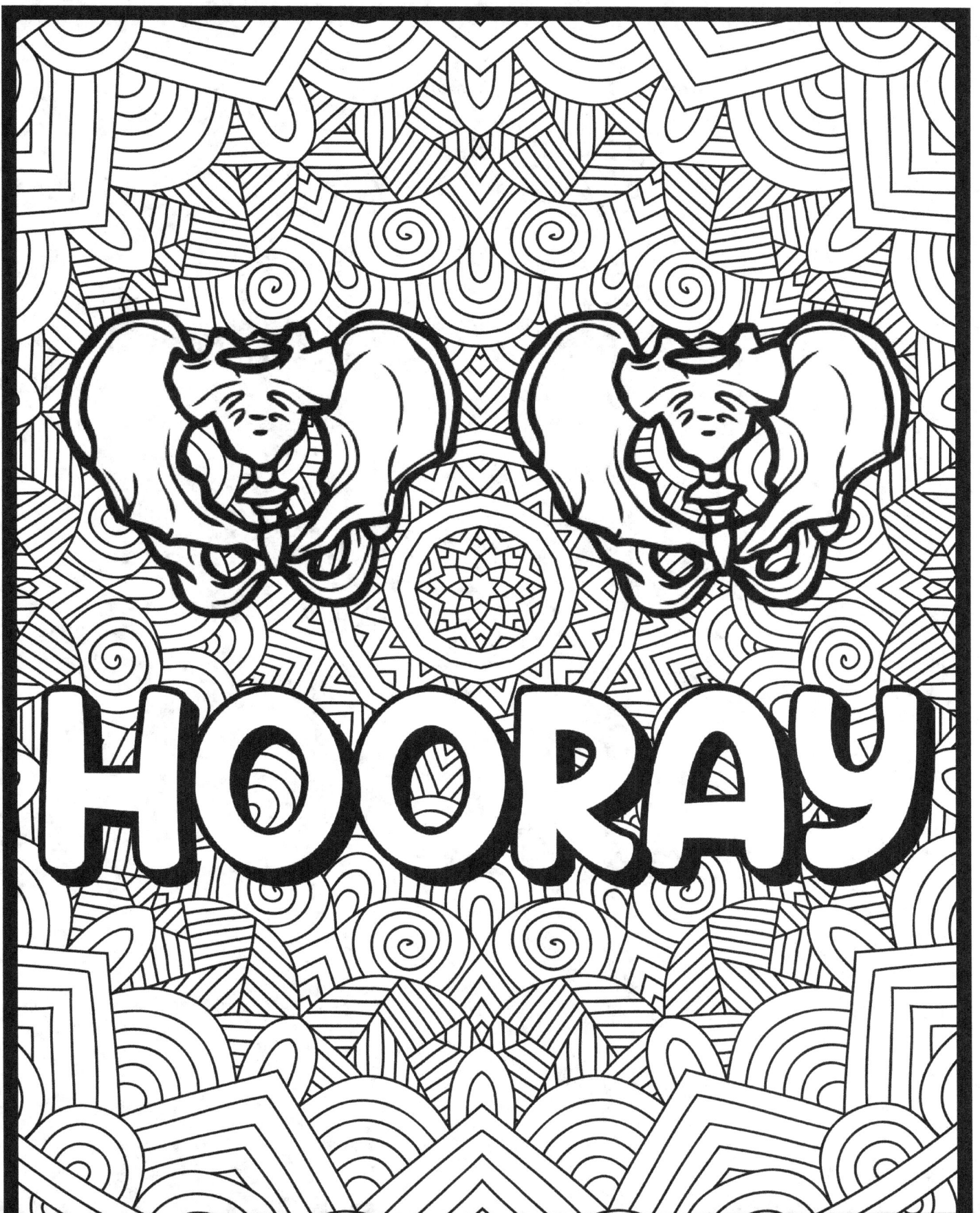

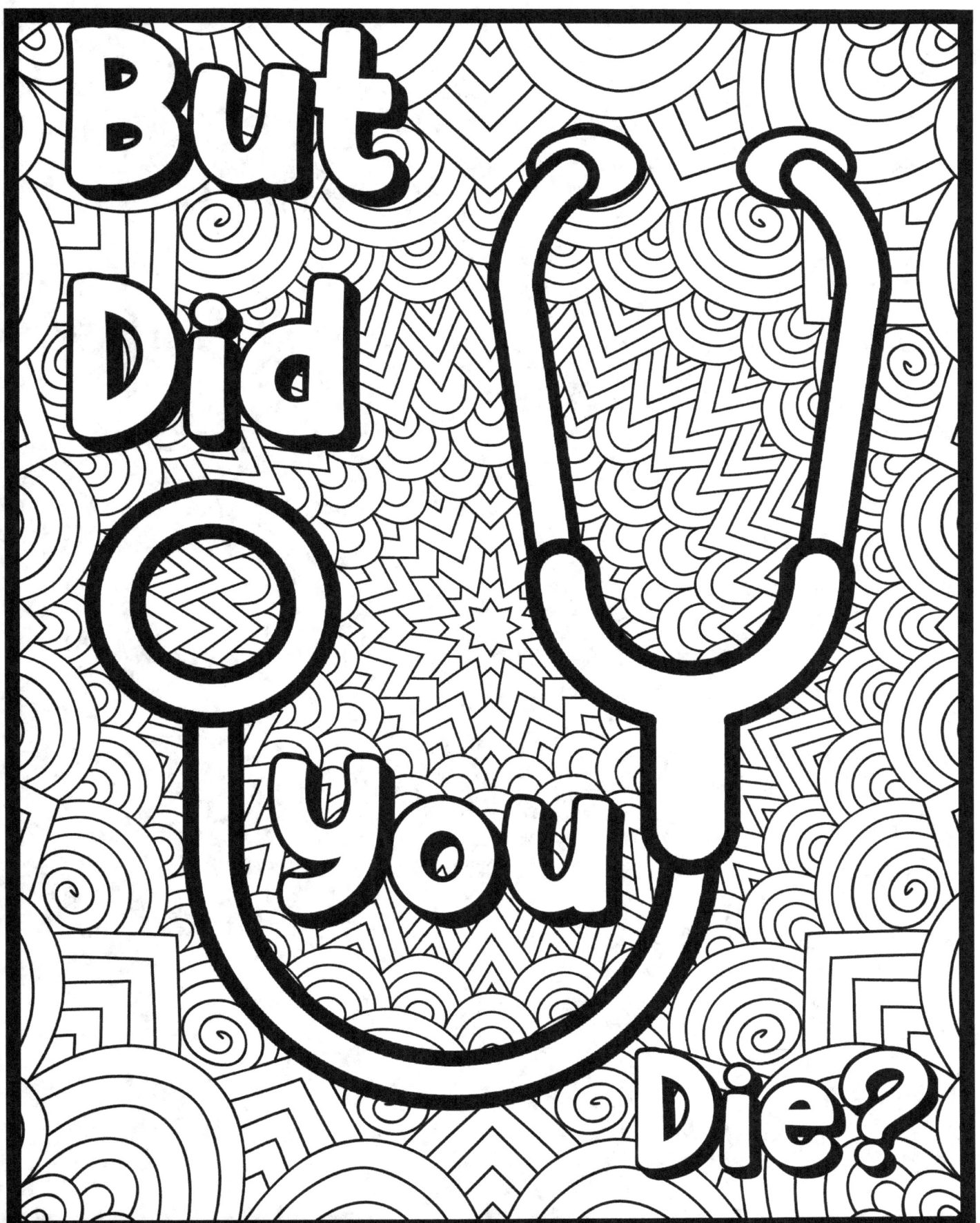

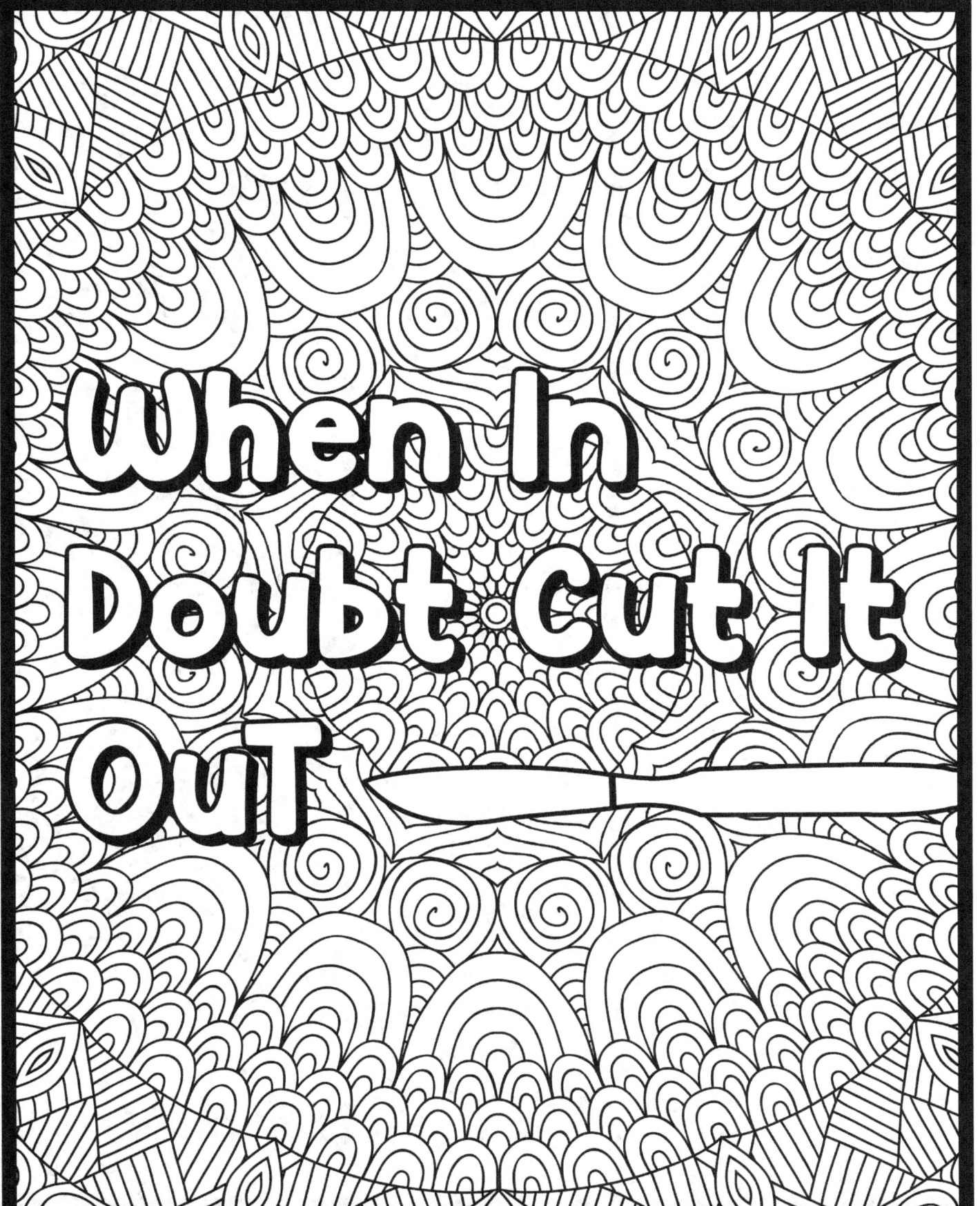

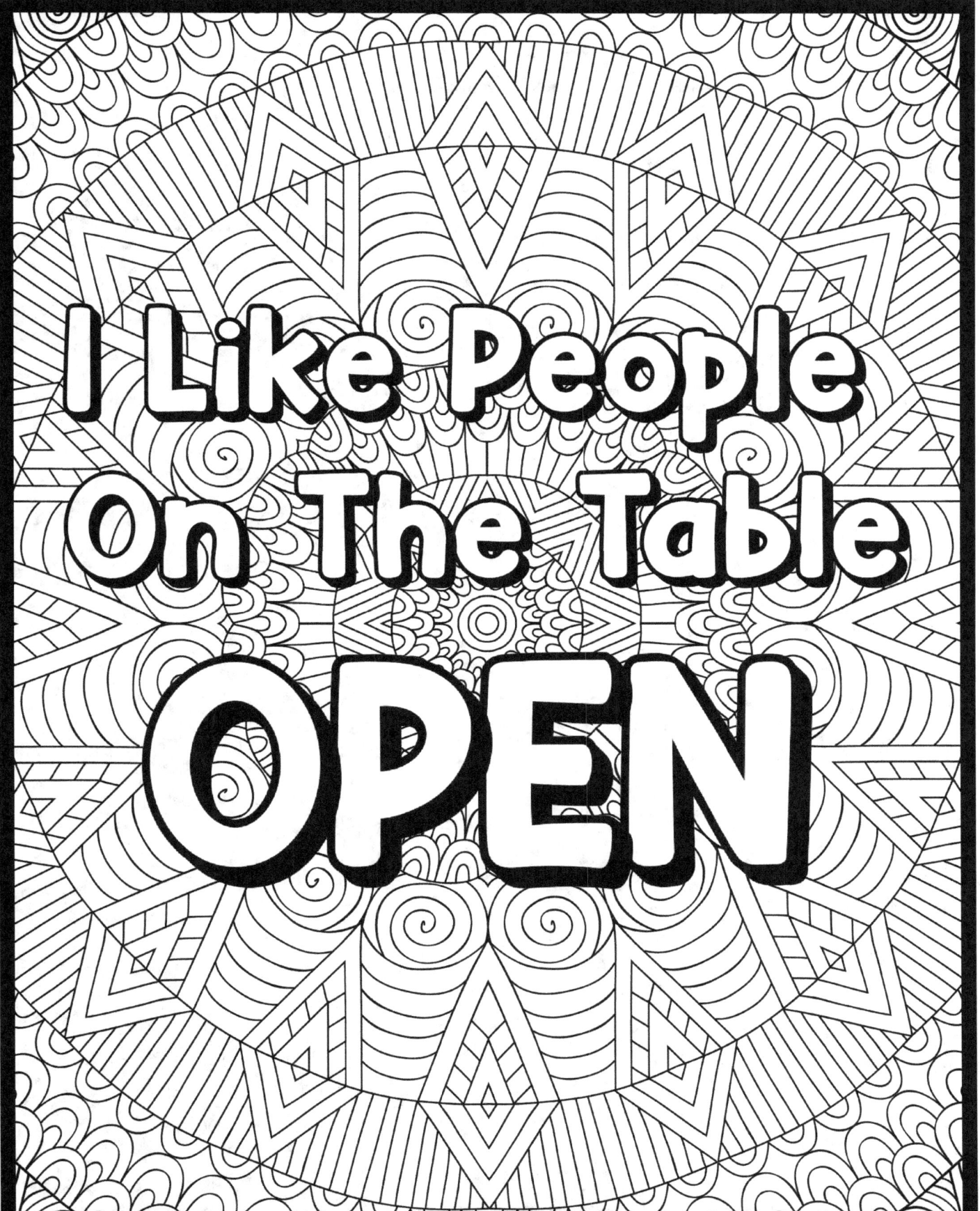

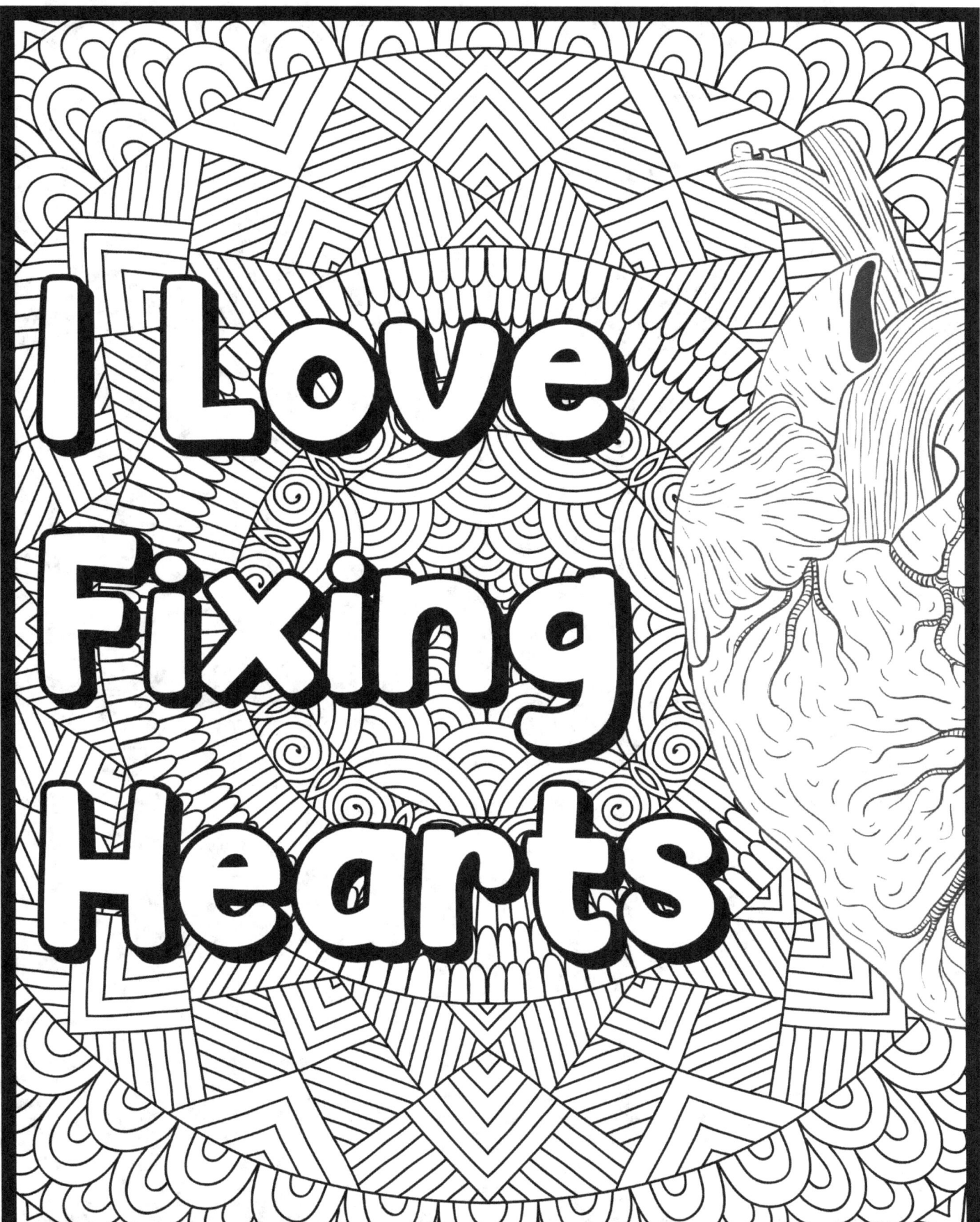

I Can't Fix Stupid But I Can SEDATE IT

Sudoku

Puzzle #1
EASY

	6						5	2
		5	4		1		9	
	1	8			3			7
		6	5	1		2		9
			9	7			3	1
	8	9	6				4	
			3					6
3	5		1	9	6	8	2	4
				2	7			3

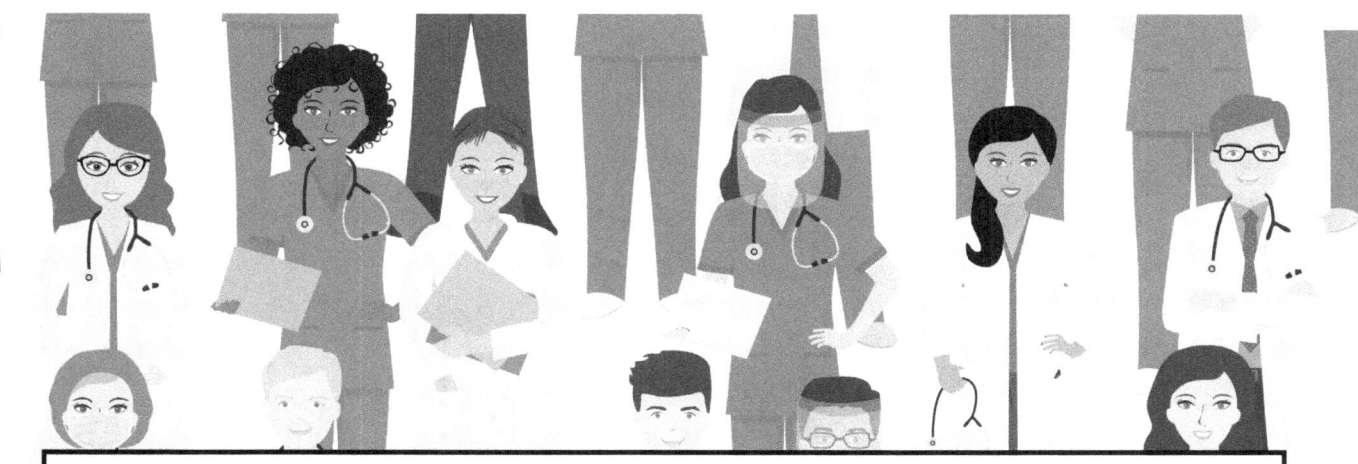

FUNNY QUOTE TIME

BETTER SAVE THIS LITTLE WIGGLY BIT, I HAVE A FEELING WE'LL NEED IT LATER ON

NOW BACK TO THE ACTIVITY

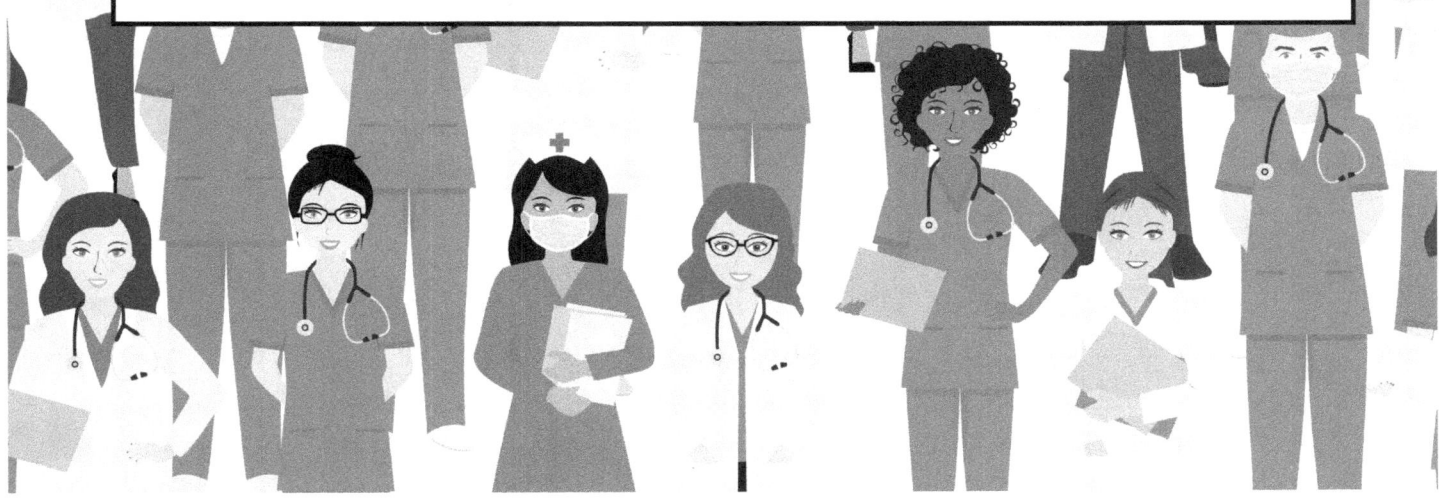

Puzzle #2
EASY

5					6	8		
		9	3			2	4	6
	8	4		1			5	
3			6	2	5		8	
		7	1		4			
	6	8		3	9			1
1				9	2	4	7	
		2		7				8
8		5					3	

Puzzle #3
EASY

	7	1	8			6	2	
	8	4	6	7				9
9	5		1					4
	6		3	4		8		
	3	7				9		6
				5		3		1
6		3			7		1	
5		2			3	4		
				6	1			

Puzzle #4

EASY

7					5			
4	2			8	7			5
				3	2	7	6	9
	6		3	7	8		2	
9				2	1	4		
3							7	
	8	7		1		5		
				9	6		1	
1	3		7		4			6

FUNNY QUOTE TIME

CROSSFIT! KEEPING ORTHOPEDIC SURGEONS IN BUSINESS SINCE 2000

NOW BACK TO THE ACTIVITY

Puzzle #5
EASY

		2		3	5	8		4
		5	8		6			3
			2	9		6	5	1
4	9	7						
2		1				5		6
8	5		4	1			2	
6	4				9	7		
			7	6		3		
		3				4	6	9

Puzzle #6

EASY

1		5					3	
	2	6				7	5	4
					2	8		1
8	1	3	6	2	5			9
	4		8			1		
	6		7	4	1		8	3
	5	2	3				6	
4	3	8	9	5				
					7		4	

Puzzle #7
EASY

6		8		1		9		
4					2			6
	7		4	6	5		1	
		9		3	8	4		2
3	1			4			7	
			7	2	9	1	6	3
		4				6		
2	3		6		4			
5			2				8	

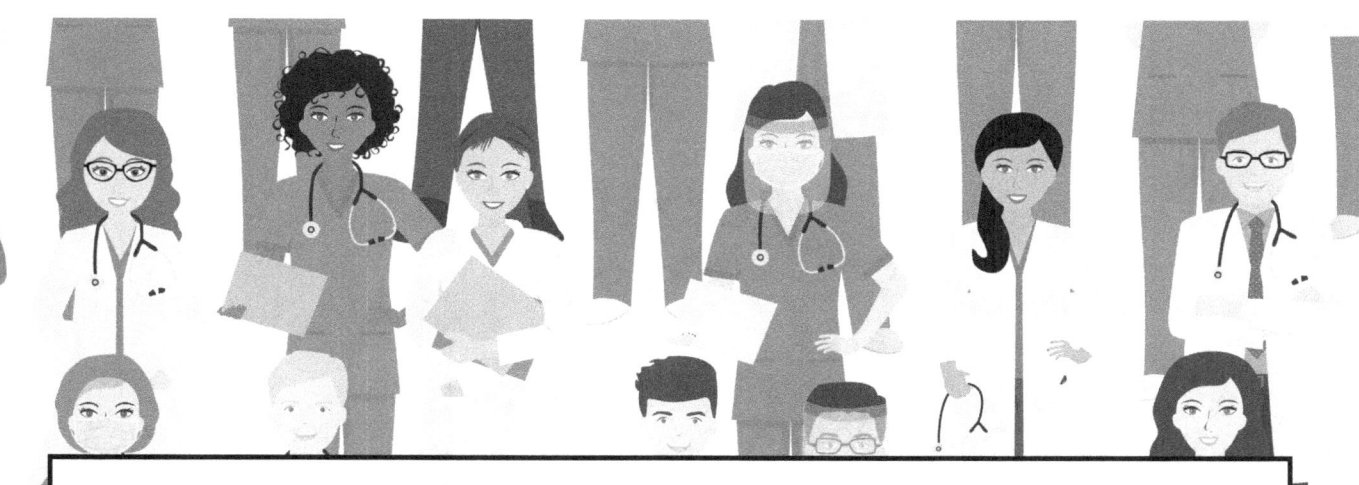

FUNNY QUOTE TIME

YES, MY FRIEND AND I WILL RUIN DINNER AND DRINKS WITH DISGUSTING, GROSS STORIES FROM THE HOSPITAL. YOU SHOULD BE USED TO THAT BY NOW.

NOW BACK TO THE ACTIVITY

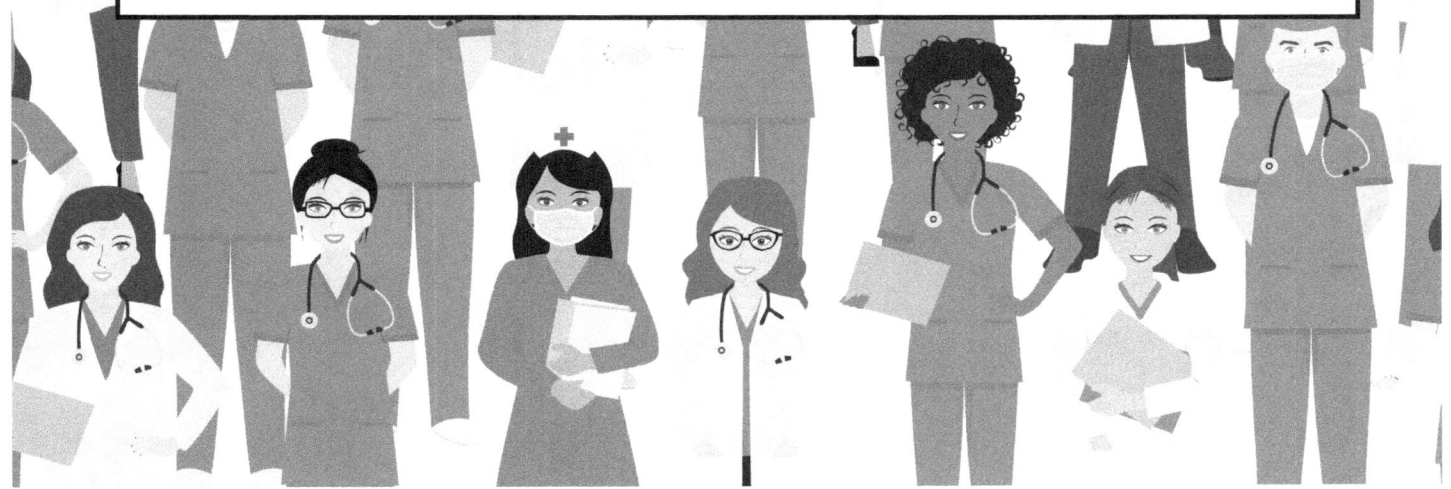

Puzzle #8
EASY

	4	8			1			7
3		2				9		
1	6	7			8		5	
2			1	8			6	
6		3	4		9			
8			3				4	1
	2	6	8		3	4		
5	3		7			8		
	8			2				3

Puzzle # 1

4	6	3	7	8	9	1	5	2
2	7	5	4	6	1	3	9	8
9	1	8	2	5	3	4	6	7
7	3	6	5	1	4	2	8	9
5	4	2	9	7	8	6	3	1
1	8	9	6	3	2	7	4	5
8	2	1	3	4	5	9	7	6
3	5	7	1	9	6	8	2	4
6	9	4	8	2	7	5	1	3

Puzzle # 2

5	2	3	9	4	6	8	1	7
7	1	9	3	5	8	2	4	6
6	8	4	2	1	7	3	5	9
3	9	1	6	2	5	7	8	4
2	5	7	1	8	4	6	9	3
4	6	8	7	3	9	5	2	1
1	3	6	8	9	2	4	7	5
9	4	2	5	7	3	1	6	8
8	7	5	4	6	1	9	3	2

Puzzle # 3

3	7	1	8	9	4	6	2	5
2	8	4	6	7	5	1	3	9
9	5	6	1	3	2	7	8	4
1	6	5	3	4	9	8	7	2
4	3	7	2	1	8	9	5	6
8	2	9	7	5	6	3	4	1
6	9	3	4	2	7	5	1	8
5	1	2	9	8	3	4	6	7
7	4	8	5	6	1	2	9	3

Puzzle # 4

7	9	3	1	6	5	8	4	2
4	2	6	9	8	7	1	3	5
8	5	1	4	3	2	7	6	9
5	6	4	3	7	8	9	2	1
9	7	8	6	2	1	4	5	3
3	1	2	5	4	9	6	7	8
6	8	7	2	1	3	5	9	4
2	4	5	8	9	6	3	1	7
1	3	9	7	5	4	2	8	6

Puzzle # 5

9	6	2	1	3	5	8	7	4
1	7	5	8	4	6	2	9	3
3	8	4	2	9	7	6	5	1
4	9	7	6	5	2	1	3	8
2	3	1	9	7	8	5	4	6
8	5	6	4	1	3	9	2	7
6	4	8	3	2	9	7	1	5
5	1	9	7	6	4	3	8	2
7	2	3	5	8	1	4	6	9

Puzzle # 6

1	8	5	4	7	9	6	3	2
9	2	6	1	3	8	7	5	4
3	7	4	5	6	2	8	9	1
8	1	3	6	2	5	4	7	9
5	4	7	8	9	3	1	2	6
2	6	9	7	4	1	5	8	3
7	5	2	3	1	4	9	6	8
4	3	8	9	5	6	2	1	7
6	9	1	2	8	7	3	4	5

Puzzle # 7

6	2	8	3	1	7	9	4	5
4	5	1	8	9	2	7	3	6
9	7	3	4	6	5	2	1	8
7	6	9	1	3	8	4	5	2
3	1	2	5	4	6	8	7	9
8	4	5	7	2	9	1	6	3
1	8	4	9	5	3	6	2	7
2	3	7	6	8	4	5	9	1
5	9	6	2	7	1	3	8	4

Puzzle # 8

9	4	8	2	5	1	6	3	7
3	5	2	6	4	7	9	1	8
1	6	7	9	3	8	2	5	4
2	7	4	1	8	5	3	6	9
6	1	3	4	7	9	5	8	2
8	9	5	3	6	2	7	4	1
7	2	6	8	1	3	4	9	5
5	3	1	7	9	4	8	2	6
4	8	9	5	2	6	1	7	3

www.ingramcontent.com/pod-product-compliance
Lightning Source LLC
Chambersburg PA
CBHW080940220526
45465CB00008BA/3099